北京协和医院
疑难间质性肺疾病
病例析评

主编　黄　慧　陈茹萱

中国协和医科大学出版社
北　京

图书在版编目（CIP）数据

北京协和医院疑难间质性肺疾病病例析评 / 黄慧, 陈茹萱主编. -- 北京 : 中国协和医科大学出版社, 2024.9. -- ISBN 978-7-5679-2456-7

Ⅰ. R563.1

中国国家版本馆CIP数据核字第2024PT0961号

主　　编	黄　慧　陈茹萱	
责任编辑	沈冰冰	
装帧设计	锋尚设计	
责任校对	张　麓	
责任印制	黄艳霞	
出版发行	**中国协和医科大学出版社**	
	（北京市东城区东单三条9号　邮编100730　电话010-65260431）	
网　　址	www.pumcp.com	
印　　刷	北京联兴盛业印刷股份有限公司	
开　　本	710mm×1000mm　　　1/16	
印　　张	8.75	
字　　数	120千字	
版　　次	2024年9月第1版	
印　　次	2024年9月第1次印刷	
定　　价	85.00元	

编者名单

名誉主编　　张抒扬　徐作军

主　编　　黄　慧　陈茹萱

编　者（按姓氏笔画排序）

于　琛　王梦淇　石钰洁

刘湘宁　李芷仪　陈茹萱

邵　池　黄　慧

人民健康是民族昌盛和国家富强的重要标志。党的二十大报告将"健康中国"作为 2035 年发展总体目标的一个重要方面，对"推进健康中国建设"作出全面部署，强调"把保障人民健康放在优先发展的战略位置"，持续推进"以治病为中心"向"以人民健康为中心"转变，健康维护能力明显提升，重大疾病包括罕见病防治事业高速发展。国务院总理李强在今年政府工作报告中明确提出，要"加强罕见病研究、诊疗服务和用药保障"，罕见病事业发展迎来最佳历史机遇期。

罕见病又称孤儿病，是对患病率极低、单病种患者少的疾病的统称，具有病种多、致死致残率高、影响人群巨大的特点，多为疑难杂症。世界卫生组织将罕见病定义为患病人数占总人口 0.065% ~ 0.100% 的疾病或病变。据统计，我国罕见病患者约有 2000 万人，且每年新增超过 20 万人。党的十八大以来，国家对罕见病诊疗给予极大关注，多部门联合发布两批《罕见病目录》，207 种罕见病被纳入，超过 80 种罕见病治疗药品纳入国家医保药品目录。北京协和医院作为全国疑难重症诊治指导中心，在助力罕见病诊疗能力提升、推动政策保障落地等方面完成了多项开创性工作，让"罕见"被更多人"看见"。北京协和医院作为全国罕见病诊疗协作网的国家级牵头医院和国家罕见病专业质控中心挂靠单位，有力推动了罕见病相关政策制度落地落实，率先在全国建立罕见病医学科，启用国内首个罕见病医学科专科病房，与多家科研院所、企业合作，成立协和罕见病诊疗创新发展研究院，多措并举、持续引领带动我国罕见病诊疗研水平提升，给更多罕见病患者及家庭带来希望。

由于罕见病患病率低、病种多且表型复杂，导致临床诊断时效性和准确性都存在较大困难，尤其是肺部常成为罕见病累及较为严重的器官。据统计，目前我国呼吸系统罕见病患者约有 100 万人。在已发布的两批目录中，呼吸系统罕见病共有 7 种，包括特发性肺纤维化、进展性纤维化性间质性肺疾病、淋巴管肌瘤病、肺泡蛋白沉积症、特发性肺动脉高压、肺囊性纤维化、恶性胸膜间皮瘤；其中，前 4 种均属间质性肺疾病。从我们的临床诊疗过程和经验来看，罕见病其实大部分是原发性疾病，主要发病原因是遗传物质结构改变或调控异常，即大多数为遗传病。而与呼吸系统相关的有些罕见病是继发性的，常见诱因往往是 ANCA 相关性血管炎、系统性硬化症、Castleman 病、IgG4 相关性疾病等罕见病，又进一步增加了诊疗难度，且其根治性药物更是少之又少。

比如，肺朗格汉斯细胞组织细胞增生症，就是一类特殊的、症状严重的且预后不良的间质性肺疾病，由于起病隐匿，往往在确诊时患者已处于晚期甚至终末期，肺结构破坏已很明显，常表现为大范围的多发、弥漫性肺囊性病变，无有效治疗药物。比如，肺淋巴管肌瘤病目前也尚无有效的治疗药物，虽然临床已证实西罗莫司等 mTOR 抑制剂可延缓中晚期病程进展、改善生活质量、降低气胸发生率，但并不能真正逆转病程。再如，特发性肺纤维化患者，虽然已有抗纤维化药物纳入医保报销和门诊特病范围，且能大幅延缓肺功能下降速度、减少急性加重事件发生，一定程度上改善患者预后，但仍无能够根治的药物。

因此，关注罕见病、关注肺部健康，加快推动呼吸系统罕见病诊疗研究和用药保障工作迫在眉睫、十分重要。迫切需要临床医师和科研人员进一步加强对呼吸系统罕见病的认识，尤其是要加强对肺淋巴管肌瘤病、特发性肺纤维化等各类继发性间质性肺疾病的认识，加速探索发病机制和新药研制，大幅提升早期识别、早期诊断和去除可能病因的能力，从而真正改善患者预后、提高生活质量。

也是在此背景下，聚焦我国现阶段呼吸罕见病诊疗研究进展，编撰形成此书。本书从临床实际病例出发，筛选出多个呼吸系统罕见病的典型案例，以病例报道的形式详细还原临床诊疗过程，并结合最新文献、专家析评，精准解读、深入剖析间质性肺疾病的诊疗全过程。期望能帮助更多临床医师更加全面、深入地了解间质性肺疾病，提升诊疗水平，促进规范化诊疗，为建设"健康中国"、推进罕见病防治保障事业发展作出积极贡献。

北京协和医院　张抒扬

2024 年 3 月

序二 _____

　　间质性肺疾病是一组病因复杂，可累及肺间质、肺实质、细支气管、肺血管和淋巴管的双肺弥漫性病变。许多呼吸系统疑难病、罕见（少见）病均属于间质性肺疾病范畴。近年来随着人们对间质性肺疾病认识的不断深入和检测技术的进步，其发病人数呈明显增加的趋势。这一组疾病在临床症状、影像学及肺功能检查等方面具有一定的相似性，但不同的病因，其预后和治疗策略各不相同。另外，由于间质性肺疾病的病理特征是肺间质慢性炎症和纤维化，如何选用抗炎和抗纤维化的药物，以及如何把握抗炎和抗纤维化的时机等一直存在争议，因此间质性肺疾病的临床诊断和处理过程存在着较大挑战性。

　　本书以临床常见的热点问题为切入点，通过临床实际病例，对所涉及的间质性肺疾病的诊断、鉴别诊断和治疗要点进行了归纳总结，并且通过每个病例的专家点评对相关的临床关切问题，如抗纤维化药物应用的时机、抗纤维化药物长期使用的安全性、特发性肺纤维化合并肺癌的诊疗推荐、结缔组织病相关性间质性肺疾病（包括类风湿关节炎、特发性炎性肌病、系统性硬化症和具有自身免疫特征的间质性肺炎）以及药物性肺损伤的诊断和处理难点等进行了解析。

　　希望本书能够为呼吸科、风湿免疫科和其他内科临床医师更全面、深入地了解间质性肺疾病，提升间质性肺疾病的临床诊断、鉴别诊断和管理水平，促进间质性肺疾病的规范化诊疗提供帮助。

徐作军

2024 年 4 月

间质性肺疾病（ILD）是一组高度异质性的呼吸科疑难、少见（罕见）病，有 200 多种：部分 ILD 患者虽临床表现很类似，但形态学以及预后完全不同；部分 ILD 患者临床表现迥异，但胸部形态学、治疗药物或方案却类似。部分 ILD 患者虽诊断明确，但目前尚无有效治疗措施；部分 ILD 患者则可在去除诱因或病因后可以自愈，也有部分 ILD 在确诊后，通过恰当的治疗可以治愈或明显改善病情。所以，对于 ILD 患者来说，正确的诊断、恰当的治疗是改善这类患者预后极其关键的举措。

随着胸部高分辨率 CT 的广泛应用、ILD 规范化诊疗知识和理念的宣讲与推广，呼吸科医师尤其是专注于 ILD 亚专业领域的临床医师对于 ILD 的诊疗能力已有明显的提升；但现阶段 ILD 仍属于疑难、少见（罕见）呼吸系统疾病。尤其是随着多种生物制剂、新兴的抗肿瘤药物和措施的开发和广泛应用，药物相关性 ILD 的疾病谱有了非常大的改变；随着肌炎抗体谱等自身抗体的广泛应用以及具有自身免疫特征的间质性肺疾病、进展性肺纤维化等新概念和新定义的提出，ILD 的临床亚型和临床分型也有很大的更新。此外，随着抗纤维化药物在临床的广泛应用，特发性肺纤维化的预后也有一定程度的改善，随着这些患者生存期的延长，随诊若干年后出现不明原因发热、特征性自身抗体阳性、关节痛等表现而被更新诊断为显微镜下多血管炎相关性 ILD、类风湿关节炎相关性 ILD 等，或者在随诊中被发现合并肺癌，给临床带来更大、更多的挑战。随着粒细胞 – 巨噬细胞集落刺激因子、钙调磷酸酶抑制剂、JAK 抑制剂等在 ILD 领域中的超适应证用药探索，使部分难治性肺泡蛋白沉积症及具有自身免疫特征的 ILD 患者预后大大改善。

鲜活、典型的临床病例资料展示，对于临床医师认识并治疗 ILD 提供了最直观、最简洁的参考。病例展示后的文献复习、专家点评，则能让专注 ILD 诊疗的读者丰富相应 ILD 的理论知识、临床前沿和借鉴诊疗经验，在短期内提升 ILD 的临床诊疗能力。

故而，我们将近 20 年积累的疑难间质性肺疾病的典型病例以病例展示、文献复习、专家点评等形式汇集编写成书，供专注 ILD 诊疗的读者阅读。由于篇幅所限，这次的 ILD 病例析评仅包括 20 例典型病例；另外，这也是我们首次尝试编写疑难 / 少见 ILD 的典型病例，在病例的选择、图片的呈现等诸多环节上难免挂一漏万，恳请读者和各位专家提出宝贵意见。

最后，也感谢我们团队的编者在工作 / 学习之余抽出宝贵的时间收集资料、查阅文献、编撰本书。

黄 慧

2024 年 3 月 17 日

目录

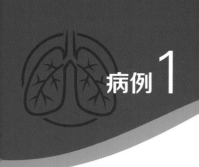

病例 **1**

获益于早期、长程抗纤维化药物治疗的特发性肺纤维化

入院病史

患者，男性，61岁，因"间断咳嗽半年余"就诊。

现病史： 患者2011年12月受凉后出现咳嗽，干咳为主，遇冷风、烟味加重，不影响夜间睡眠，无咯血、胸痛及明显呼吸困难。当地予对症止咳及多种抗菌药物治疗后无明显改善（具体用药不详）。2012年3月末在较大活动量（如爬山）后咳嗽加重，伴间断出现气促，但尚能胜任日常生活和工作。当地医院完善X线胸片、胸部CT，结果示"肺纤维化"，遂就诊我院。病程中否认反复关节肿痛、皮疹，无明显口干或眼干。

其他病史： 既往体健，从事皮鞋加工、销售工作，间断有"苯类物质"吸入接触史。无烟酒嗜好。

体格检查： 不吸氧状态下经皮动脉血氧饱和度（SpO$_2$）98%～99%，浅表淋巴结未触及肿大，无杵状指。心脏、腹部查体大致正常，双肺底可闻及少许爆裂音。双下肢无水肿。

辅助检查

实验室检查：血常规、肝肾功能、红细胞沉降率及血清免疫球蛋白定量均正常；抗核抗体（ANA）谱18项、抗中性粒细胞胞质抗体（ANCA）、类风湿因子（RF）以及抗环瓜氨酸肽（CCP）抗体均阴性；不吸氧时动脉血气分析：pH 7.37，PaO_2 87mmHg，$PaCO_2$ 39mmHg，$cHCO_3^-$ 23.2mmol/L。胸部高分辨率CT（HRCT）：双肺近胸膜分布为主的网格影，下肺较多见，偶见蜂窝影，少许散在磨玻璃影（图1-1A～C），符合可能普通型间质性肺炎（UIP）型。肺功能：FEV_1/FVC 85.6%，FVC 3.44L，FVC占预计值% 93.4%，肺总量5.53L，肺总量占预计值% 89.4%，DL_{CO}占预计值% 73.8%。6分钟步行试验：步行距离568m，初始SpO_2 98%，步行后降至97%。

诊　断

特发性肺纤维化

治疗及随诊

结合患者及家属意愿，患者入组INPULSIS临床研究，至2013年5月27日完成，其间咳嗽减轻，余较前无变化，未发生明显不良反应，能够胜任日常工作和生活。2013年5月复查胸部CT，较前无显著改变；肺功能：FEV_1/FVC 82.2%，FVC 3.52L，FVC占预计值% 91.7%，肺总量5.89L，肺总量占预计值% 91.7%，DL_{CO}占预计值% 74.1%。2013年9月揭盲，该患者为试验组，尼达尼布用量150mg bid；继续参与INPULSIS的延长期临床试验，继续口服尼达尼布，用量同前。自2016年7月出现间断腹泻，每日2～3次，糊状便，无黏液、脓血，予益生菌等口服未见明显改善，调整尼达尼布剂量为100mg bid，未再出现腹泻。2017年2月尝试恢复用量150mg bid，2个月后再次出现大便次数增多，性状同前，尼达尼布减量为100mg bid后好转。自2013年以来，监测血常规、肝肾功能和凝血功能均无显著异常；曾有3次感冒，对症治疗后好转，其间无咳嗽、呼吸困难明显加重。2018年4月复查胸部HRCT：胸膜下分布的网格影范围较前进展（图 1-1D～F）；肺功能：FEV$_1$/FVC 79.2%，FVC 3.39L，FVC占预计值 % 93%，肺总量 5.03L，肺总量占预计值 % 79.2%，DL$_{CO}$ 占预计值 % 79.4%。随诊至 2018 年 4 月，患者仍稍有咳嗽，遇烟味后加重，较剧烈活动（爬山）后有气短，能正常工作，日常生活可以自理。

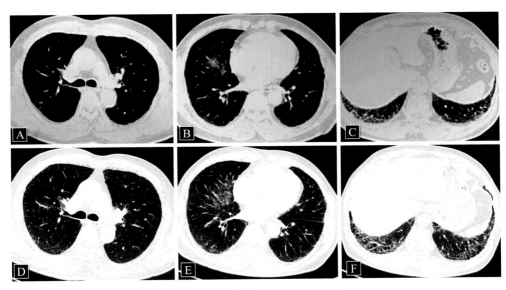

图1-1 患者治疗前后胸部CT变化

注：A～C. 2012年5月18日，双下肺近胸膜分布为主的网格影，偶见蜂窝影，少许磨玻璃影；D～F. 2018年4月8日，肺内病变较前加重，双肺及胸膜分布为著（下肺较上肺病变重）的网格影、蜂窝影，可见明显的牵张性支气管扩张，未见明显的磨玻璃影。

本例分析及文献复习

患者中老年男性，慢性病程，临床以咳嗽起病，逐渐出现活动后气促，胸部HRCT 表现为胸膜下为主的网格影，偶见蜂窝影，符合典型 UIP 表现，肺功能提示限制性通气功能障碍伴弥散功能减低，结合其他实验室检查，诊断为特发性肺纤维化（IPF）。

IPF 是一种病因和发病机制尚不明确的、慢性进行性进展的纤维化性间质性肺疾病，尚无有效的治愈性药物。抗纤维化药物吡非尼酮和尼达尼布能延缓 IPF 患者肺功能下降，减少 IPF 急性加重的发生，已被国内外专家推荐用于 IPF 的治疗。尼达尼布是一种酪氨酸激酶抑制剂，能阻断血小板衍生生长因子受体 α 和受体 β、成纤维细胞生长因子受体以及血管内皮生长因子受体，从而起到抗肺纤维化的作用，于 2017 年 9 月在我国获得批准使用。全球范围内的 Ⅱ 期（TOMORROW 研究）和 Ⅲ 期临床研究（INPULSIS 研究）、上述临床研究的延长期试验以及荟萃分析等数据均提示，与安慰剂比较，尼达尼布可延缓 IPF 患者肺功能下降，减少急性加重的发生率，且安全性及耐受性良好。尼达尼布也是我国 IPF 专家共识中推荐用于 IPF 治疗的药物之一。本例患者入组了 INPULSIS 及 INPULSIS ON 研究，自 2012 年 5 月入组使用尼达尼布至今，胸部 CT 显示肺纤维化程度部分进展，但临床表现及肺功能指标并无明显恶化，且耐受性相对良好，其间仅出现腹泻，减量后好转，无其他显著不良反应。

IPF 患者的自然病程多种多样，早期诊断 IPF 并开始针对性抗纤维化治疗，可能改善这类患者的预后。有研究将 INPULSIS 研究受试者分为基线肺功能 FVC > 90% 和基线 FVC ≤ 90% 两个亚组，发现安慰剂组中不同基线肺功能水平的亚组 IPF 患者，FVC 的年下降分别为 −224.6ml 和 −223.6ml（$P > 0.05$），而接受尼达尼布治疗后 FVC 的年下降分别为 −91.5ml 和 −121.5ml（$P > 0.05$），两组的 FVC 下降的差值分别为 133.1ml 和 102.1ml，差异无统计学意义（$P > 0.05$）；说明尼达尼布口服能延缓不同基线肺功能水平的 IPF 患者 FVC 的下降。而从疾病进展指标（FVC 下降 > 基线 10%、FVC 下降 > 基线 5% 的风险）来看，尼达尼布治疗也可使不同基线肺功能的 IPF 患者获益；对于不同基线肺功能的 IPF 受试者（无论基线 FVC 是否在 90% 以上）尼达尼布治疗也可降低疾病进展风险、延缓发生首次急性加重时间。此外，从澳大利亚的 IPF 注册登记研究结果中也能看到，抗纤维化治疗（尼达尼布或吡非尼酮）能降低 IPF 的病死率，与 IPF 患者的基线肺功能水平不相关。本例患者的基线肺功能及胸部 HRCT 检查结果均表明其属于早期 IPF 患者，仅有轻微的弥散功能下降，经尼达尼布长达数年的治疗，肺功能仍能维持在基线水平，其间曾有上呼吸道感染，未出现 IPF 急性加重，病情持续相对平稳。

尼达尼布常见的不良反应是腹泻、恶心等胃肠道症状，部分患者还会出现不同程度的肝功能损害。若出现腹泻，建议适当调整饮食种类（如减少粗纤维食物、生冷食物等的摄入），必要时适当加用止泻药物，如盐酸洛哌丁胺，若经上述调整不能改善，则建议及时停药。若出现脱水需要适当补液。待腹泻控制后，可以尝试维持原剂量或减量为 100mg bid 口服。腹泻一般出现在开始治疗的前几个月，多为轻度和 / 或中度。本例患者在长期尼达尼布治疗中出现轻度腹泻，经饮食调整后无显效，降低剂量后腹泻消失。

专家点评

IPF 是慢性、进展性纤维化性间质性肺疾病，形态学（胸部影像学和 / 或肺组织病理学）的典型表现为 UIP 型，中位生存期仅 3 年左右。自 2014 年吡非尼酮、尼达尼布这两个抗纤维化药物上市以来，明显改善了这类患者的生存期和生活质量。随着上述抗纤维化药物的广泛使用，发现早期 IPF 患者（也有称为临床前 IPF 患者）也能从现有的抗纤维化药物中获益。故而，结合国内外的 IPF 指南 / 专家共识，建议在诊断 IPF 后，若无禁忌，应尽早开启抗纤维化药物治疗。当然，在抗纤维化药物治疗过程中，要加强宣教，如建议餐中或餐后服用抗纤维化药物，定期复查肝肾功能、血常规等，密切监测抗纤维化药物的不良反应并及时积极处理；还需要注意合并用药的问题，注意药物相互作用，从而为 IPF 患者长期接受抗纤维化药物治疗提供保障。本例患者就诊初期 IPF 相关的临床表现不典型，肺功能受损轻微；得益于抗纤维化药物的临床试验，能早期接受尼达尼布治疗，持续用药 6 年多来无严重不良反应，近期因腹泻而减少每日的尼达尼布剂量。而临床表现、胸部 HRCT 和肺功能均提示 IPF 病情进展缓慢，表明可以从早期、长程抗纤维化药物治疗中获益。

（石钰洁　邵　池　黄　慧）

参考文献

[1] RICHELDI L, DU BOIS R M, RAGHU G, et al. Efficacy and safety of nintedanib in idiopathic pulmonary fibrosis [J]. N Engl J Med, 2014, 370(22): 2071-2082.

[2] RAGHU G, ROCHWERG B, ZHANG Y, et al. An official ATS/ERS/JRS/ALAT clinical practice guideline: treatment of idiopathic pulmonary fibrosis: an update of the 2011 clinical practice guideline [J]. Am J Respir Crit Care Med, 2015, 192(2): e3-e19.

[3] KOLB M, RICHELDI L, BEHR J, et al. Nintedanib in patients with idiopathic pulmonary fibrosis and preserved lung volume [J]. Thorax, 2017, 72(4): 340-346.

[4] RAGHU G, REMY-JARDIN M, RICHELDI L, et al. Idiopathic pulmonary fibrosis (an update)and progressive pulmonary fibrosis in adults: an official ATS/ERS/JRS/ALAT Clinical Practice Guideline [J]. Am J Respir Crit Care Med, 2022, 205(9): e18-e47.

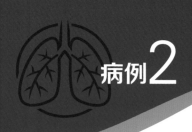

病例2

特发性肺纤维化合并小细胞肺癌

入院病史

患者，男性，67岁，因"咳嗽、活动后气短6年余"就诊。

现病史：患者自2011年12月起出现咳嗽、剧烈活动后气短，无发热、咯血、胸痛，日常活动不受限，对症止咳效果不佳。2012年4月上呼吸道感染后咳嗽加重。2012年7月就诊我院门诊，查血常规、尿常规＋沉渣、肝肾功能、红细胞沉降率、C反应蛋白、免疫球蛋白定量正常范围；抗核抗体谱、抗中性粒细胞胞质抗体、类风湿因子、抗环瓜氨酸肽抗体、血清肿瘤标志物均阴性；胸部高分辨率CT示双肺胸膜下网格影、蜂窝影，以下肺为著（图2-1A、B）。肺功能检查：孤立性弥散功能减低，DL_{CO}占预计值％65.5%；FVC占预计值％83.2%。6分钟步行试验：480m，呼吸空气时SpO_2 96%→94%。诊断为特发性肺纤维化，符合尼达尼布临床试验入组标准，2012年7月开始口服尼达尼布150mg bid。患者临床症状稳定，1年后复查胸部CT较前无明显变化，肺功能：DL_{CO}占预计值％58.4%；FVC占预计值％83.1%。之后每12～18个月复查胸部CT较前稳定，持续尼达尼布治疗中。2015年10月复查胸部CT（图2-1C、D）：新发左下肺占位、左肺门淋巴结肿大，肺间质病变相对稳定；血清肿瘤标志物：癌胚抗原7.64ng/ml（＜5ng/ml），神经元特异性烯醇化酶20.4ng/ml（＜16.3ng/ml），促胃液素释放肽前体122.3ng/ml（＜50ng/ml）。2015年11月行CT引导下经皮肺穿刺活检，病理符合小细胞肺癌；头颅增强MRI、腹盆增强CT、全身骨显像未见远处转移提示。

其他病史： 高血压病史 3 年，服用硝苯地平控释片；HBV 携带者多年；无特殊环境职业暴露史，无烟酒嗜好。

体格检查： 静息、自然状态下 SpO_2 96%。未见杵状指。双下肺可闻及爆裂音。心律齐，腹软，双下肢无水肿。

诊　断

特发性肺纤维化，小细胞肺癌

治疗及随诊

患者于 2016 年 1～4 月接受 6 程依托泊苷 + 顺铂化疗，其间间断出现骨髓抑制、粒细胞缺乏伴发热，予对症升白细胞、抗感染治疗后好转。6 月复查胸部 CT（图 2-1E、F）：肺间质病变较前稍有进展，左下肺占位及左肺门淋巴结较前缩小。8 月评估病情示肺内病灶复发、新发脑转移，予 6 程托泊替康化疗后评估病情稳定。2017 年 1 月起休疗。2017 年 3 月评估病情示病情进展（肺部及颅内），4～5 月行全脑放疗治疗 10 次。6 月评估颅内转移灶缩小、肺内病灶增大、新发肝转移及肾上腺转移，伴肺间质病变加重（图 2-1G、H）。予 2 程紫杉醇化疗。患者一般情况逐渐变差、食欲下降、气短进行性加重，于 8 月停用尼达尼布。之后患者卧床为主，于 9 月 11 日出现明显呼吸衰竭，伴 D- 二聚体明显升高，不除外合并肺栓塞，予低分子量肝素抗凝治疗后仍无改善，于 9 月 13 日死亡。

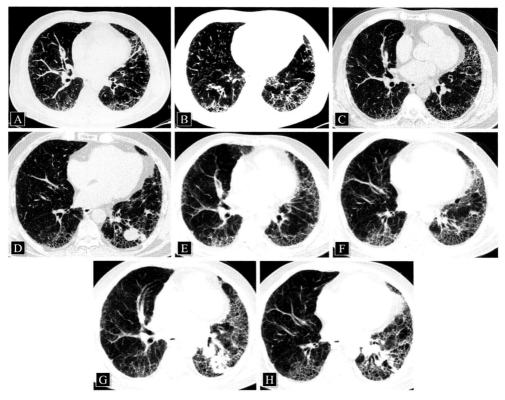

图2-1　患者胸部CT表现

注：A、B. 2012年7月，示双肺胸膜下网格影、蜂窝影，以下肺为著；C、D. 2015年10月，新发左下肺占位，肺间质病变相对稳定；E、F. 2016年6月化疗后，肺间质病变较前稍有进展，左下肺占位较前缩小；G、H. 2017年6月病情进展，左肺占位增大，肺间质病变较前加重。

本例分析及文献复习

　　肺癌（LC）是特发性肺纤维化（IPF）患者的致死性共病，而随着吡非尼酮、尼达尼布等抗纤维化药物的临床应用，IPF患者的生存期延长，但IPF并LC的发生率没有明显下降。另外，随着分子靶向药物治疗、抗肿瘤免疫治疗等新兴的抗肿瘤药物治疗的广泛应用，晚期肺癌患者也得以明显改善。但IPF并发LC患者的治疗仍是临床难点：IPF增加LC患者外科手术严重并发症的风险，同时因 IPF 会导致严重的并发症，也是晚期 LC 患者接受胸部放疗、分子靶向治疗和抗肿瘤免疫治疗等的相对禁忌证。因此，这类患者抗肿瘤方案选择以化疗为主，且由于预期生存期较短，以及对药物不良反应与相互作用的顾虑，绝大多数 LC-IPF 患者并未规律接受抗纤维化药物治疗。

LC 和 IPF 具有相似的危险因素及病理生理机制，均好发于有吸烟史的老年男性，病理机制方面存在相似的遗传学及表观遗传学改变，导致上皮细胞化生及 Ⅱ 型肺泡上皮细胞过度增殖。有回顾性研究提示，接受抗纤维化治疗的 IPF 患者中 LC 的发病率及患病率均低于未服用纤维化治疗的 IPF 患者。对吸烟等混杂因素进行校正后，IPF 发生 LC 的风险是正常人群的 5 倍。据统计，IPF 患者中 LC 的患病率为 4.4% ~ 13%，另在一项有关 IPF 患者的尸检研究中 LC 发生率则高达 48%。因此，建议对 IPF 患者的长期随诊中，要警惕是否并 LC 等肿瘤性疾病，尤其是对于出现肺内结节的 IPF 患者，更应密切随诊、警惕 LC 的可能，以早期发现并诊断 LC；有条件的 IPF-LC 患者，建议密切监测下、做好围手术期管理后尽早安排手术切除，以最大限度地改善这类患者的预后。

IPF 合并 LC 的病理类型中，以鳞状细胞癌常见。本例患者经病理诊断为小细胞肺癌，分期为局限期（$T_{2a}N_2M_0$，Ⅲa 期），在 2016 年国内针对局限期小细胞肺癌的治疗主要为化疗联合放疗，但因患者合并 IPF，顾虑放射性肺炎风险，未进行同步放疗，首先接受了 6 程依托泊苷 + 顺铂化疗后病情部分缓解。

IPF 的治疗目前已达成共识，明确诊断后应尽快加用抗纤维化药物以延缓肺纤维化进展速度，并可能降低发生急性加重（AE）的风险，改善预后。目前已上市的抗纤维化药物尼达尼布和吡非尼酮在 2012 年尚处于临床试验阶段，本例患者因加入临床试验开始服用尼达尼布，此后定期随诊 IPF 病情相对稳定，并且在接受小细胞肺癌期间也持续服用，未观察到明显药物不良反应及药物相互作用表现。本例患者在化疗期间曾出现骨髓抑制、发热，未出现 IPF 急性加重，可能与尼达尼布有助于减少 AE 事件有关。此外，有研究表明，对于接受外科手术治疗的 LC-IPF 患者，术前服用抗纤维化药物可能降低围手术期 IPF 急性加重的发生风险及严重程度。

专家点评

随着抗纤维化药物以及全程综合管理理念和肺康复策略的应用，IPF 患者的生存期较 10 年前有明显的延长。LC 等恶性肿瘤、肺动脉高压等 IPF 相关的难治性共病带来的临床难题突显，也是影响 IPF 患者预后的重要因素。这类患者的 LC 一般起病隐匿，一旦诊断大部分已到晚期。即便在可手术切除的阶段，也因为明显的肺纤维化、肺功能受损而没有手术机会。又因为可能诱发或促进分子靶向药物或抗肿瘤免疫药物相关性肺损伤，在临床上，晚期 LC 基本以传统的化疗为主要治疗措施，这又使得 IPF 患者没有机会接受相对有效的新型抗肿瘤药物治疗而导致预后更差。胸部放疗也可能诱发 IPF 患者发生急性加重，或导致严重的放射性肺炎而加重肺部病变，严重影响患者肺功能。临床亟需探索 IPF 患者合并 LC 的有效、合理的治疗策略。

国内外研究表明，在围手术期提前几周规律口服抗纤维化药物治疗可能减少这类患者发生术后急性加重事件的风险；以及有研究提示，IPF 患者在接受规律的抗纤维化药物治疗后，可能降低 LC 的发生率。而本例患者在诊断 IPF 且在接受尼达尼布抗纤维化药物治疗 3 年后被诊断合并广泛期小细胞 LC，在后续针对 LC 的内科治疗中一直坚持抗纤维化药物治疗，也可能与该患者在诊断 LC 后一直未发生 IPF 急性加重有关。故而，对于诊断 IPF 患者，若有条件，积极推荐早期抗纤维化药物治疗；对于 IPF 合并 LC 的患者，若无禁忌，也建议在后续的抗肿瘤内科治疗阶段继续口服抗纤维化药物以期改善预后。

（陈茹萱　邵　池　黄　慧）

参考文献

[1] TZOUVELEKIS A, GOMATOU G, BOUROS E, et al. Common pathogenic mechanisms between idiopathic pulmonary fibrosis and lung cancer [J]. Chest, 2019, 156(2): 383-391.

[2] SAMARELLI A V, MASCIALE V, ARAMINI B, et al. Molecular mechanisms and

cellular contribution from lung fibrosis to lung cancer development [J]. Int J Mol Sci, 2021, 22(22): 12179.

[3] RAGHU G, REMY-JARDIN M, RICHELDI L, et al. Idiopathic pulmonary fibrosis (an update)and progressive pulmonary fibrosis in adults: an official ATS/ERS/JRS/ALAT Clinical Practice Guideline [J]. Am J Respir Crit Care Med, 2022, 205(9): e18-e47.

[4] NAOI H, SUZUKI Y, MORI K, et al. Impact of antifibrotic therapy on lung cancer development in idiopathic pulmonary fibrosis [J]. Thorax, 2022, 77(7): 727-730.

[5] KARAMPITSAKOS T, SPAGNOLO P, MOGULKOC N, et al. Lung cancer in patients with idiopathic pulmonary fibrosis: a retrospective multicentre study in Europe [J]. Respirology, 2023, 28(1): 56-65.

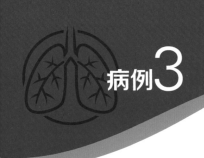

病例 3

以特发性肺纤维化起病的显微镜下多血管炎

入院病史

患者，男性，69岁，因"干咳、活动后气短10年，间断发热3个月"就诊。

现病史：2011年11月初患者着凉后出现间断咳嗽，予抗生素及对症止咳治疗，效果不佳；同时伴活动后气短，影响日常工作，日常生活尚可，未进一步诊治。2012年1月初患者感冒后出现上述症状加重，伴少量白痰，无发热、咯血，抗生素及止咳治疗后咳嗽稍好转，但活动后气短进行性加重，查胸部CT见"肺纤维化"。2012年5月8日就诊我院门诊，查血常规、尿常规＋尿沉渣、肝肾功能正常；抗核抗体（ANA）谱17项、抗中性粒细胞胞质抗体（ANCA）、类风湿关节炎（RA）相关抗体检测均阴性。胸部高分辨率CT（HRCT）表现为普通型间质性肺炎（UIP）（图3-1A、B）；肺功能：FEV$_1$/FVC 78%，FVC 2.81L，FVC占预计值% 74.9%，TLC 5.09L，TLC占预计值% 86.3%，DL$_{CO}$占预计值% 52.9%，轻度限制性通气功能障碍伴中度弥散功能减低。支气管肺泡灌洗液（BALF）细胞分类：细胞总数8.6×10^6/L，吞噬细胞64%，中性粒细胞11%，淋巴细胞24%，嗜酸性粒细胞1%。经全球多学科讨论，考虑诊断为特发性肺纤维化。患者参与INPULSIS及其延长期临床试验，自2012年5月21日至2017年6月15日口服尼达尼布（揭盲后为尼达尼布组），其间出现间断腹泻，予蒙脱石散、盐酸小檗碱对症可缓解，肺功能变化如表3-1所示。临床试验结束后，由于费用问题，患者开始口服吡非尼酮（0.6g tid），无显著不良反应。然而自2019

年9月起患者活动后气短进一步加重，无法从事体力活动。2021年9月初乏力明显，自9月12日出现发热，体温最高37.8~38.7℃，干咳加重；筛查新型冠状病毒核酸阴性；复查胸部CT见肺纤维化进展（图3-1C、D），无明显渗出影；进一步完善痰病原学、G试验、肥达试验、外斐反应、肺炎支原体抗体、肺炎衣原体抗体、嗜肺军团菌抗体均阴性；经验性抗感染（美罗培南、头孢曲松、莫西沙星和阿奇霉素）治疗无效。遂于2021年12月1日再次就诊我院门诊。病程中否认口干、眼干、关节痛等其他症状。

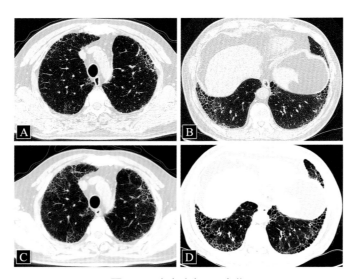

图3-1　患者胸部CT变化

注：A、B. 2012年5月8日，双肺近胸膜分布为主的网格影，偶见蜂窝影，无斑片渗出影；C、D. 2021年9月27日，双肺网格影及磨玻璃影较前加重。

表3-1　患者肺功能变化

时间	FEV$_1$/FVC（%）	FVC（L）	FVC占预计值%（%）	TLC（L）	TLC占预计值%（%）	DL$_{CO}$占预计值%（%）
2012年5月	78.0	2.81	74.9	5.09	86.3	52.9
2013年5月	78.9	2.98	79.4	5.28	89.8	42.6
2017年6月	75.6	2.71	73.1	4.98	79.8	42.8
2021年12月	76.9	2.31	69.0	4.47	72.0	36.0

其他病史：既往体健。吸烟 20 年，每日 10 支，戒烟 3 年。农民，无职业性粉尘接触史。

体格检查：SpO_2 95%，浅表淋巴结无肿大。心脏、腹部查体大致正常，双肺底可闻及少许爆裂音。双下肢无水肿。

辅助检查

实验室检查：血常规：白细胞 10.4×10^9/L，中性粒细胞比例 84.3%，血红蛋白 107g/L；尿常规 + 沉渣：红细胞计数 80/μl，异形红细胞 100%；便常规 + 隐血：阴性；血生化：肌酐（sCr）147μmol/L，尿素氮（BUN）9.34mmol/L；红细胞沉降率（ESR）82mm/h，C 反应蛋白（CRP）25.6mg/L；补体及免疫球蛋白定量分析均正常；ANA 谱：ANA 1 : 320，余阴性；ANCA：P-ANCA 1 : 20，MPO-ANCA 148RU/ml；RA 抗体谱：类风湿因子（RF）169IU/ml，余阴性；肿瘤标志物均阴性。腹部超声、泌尿系超声：未见明显异常。复查肺功能：FEV_1/FVC 69%，TLC 4.47L，TLC 占预计值 % 72%，DL_{CO} 占预计值 % 36%。

诊　断

显微镜下多血管炎

治疗及随诊

经呼吸科、肾内科、风湿免疫科、放射科等反复多学科讨论，考虑显微镜下多血管炎（MPA）可能性大。建议行肾活检，但患者及家属拒绝。于 2021 年 12 月 20 日予泼尼松口服（50mg qd，3 周后规律减量），并在吡非尼酮的基础上加用环磷酰胺（100mg qd）。上述治疗 3 天后患者体温正常，2 周后乏力改善，活动后气短有所减轻；1 个月后复查 ESR 28mm/h，CRP、sCr 正常范围内。2022 年 4 月我院随诊，活动后气短较前改善，复查 MPO-ANCA 34.5RU/ml。维持泼尼松（10mg qd）、环磷酰胺（50mg qd）和吡非尼酮（0.6g tid）的治疗方案。

本例分析及文献复习

　　显微镜下多血管炎（MPA）是系统性小血管炎的一种，多见于 60～65 岁男性。近年来随着血清 ANCA 抗体谱在临床实践中的广泛应用，MPA 相关报道越来越多，MPO-ANCA 被认为可能与 MPA 的发生发展相关，据报道 95% 的 MPA 患者 ANCA 阳性，其中约 70%MPO-ANCA 阳性。MPA 主要病理改变为小血管壁的炎症与坏死，表现为炎症细胞浸润及血管壁的纤维素样坏死，受累部位的血管壁没有或很少有免疫复合物沉积。MPA 的具体病因和发病机制尚不清楚。MPA 患者中，肾脏是最常受累的器官，其次是肺部。MPA 的肺部受累主要表现为间质性肺疾病和弥漫性肺泡出血，UIP 是 MPA-ILD 最常见的胸部 HRCT 表型。MPA-UIP 患者最初往往表现为特发性肺纤维化（IPF），后出现其他临床表现而被诊断为 MPA。据 Fernandez 等报道，MPA-UIP 可比 MPA 其他表现提早 6～108 个月出现。有些 UIP 患者仅有 MPO-ANCA 阳性，而无其他器官受累或系统性疾病表现，在此阶段尚不能诊断 MPA，但需密切随访，定期复查尿常规、尿沉渣，以发现早期肾脏受累，及时预防急性 / 快速进展性肾功能不全。

　　本例患者以咳嗽、活动后气短起病，胸部 CT 符合 UIP 表型，病初诊断为 IPF，并予抗纤维化药物治疗近 10 年，后出现不明原因发热、镜下肾小球源性血尿和炎症指标升高，2～3 个月后进一步出现肾功能不全和 MPO-ANCA 高效价阳性。根据 2022 年美国风湿病学会 MPA 的分类标准，符合 MPA 诊断。在 Ando 等的 IPF 研究队列中，仅有 4.9% 的患者在初次诊断时 MPO-ANCA 阳性，但在随后的就诊中 MPO-ANCA 的阳性率达到 14.8%。因此，除在初诊时对 IPF 患者进行 ANCA 相关抗体谱筛查外，若随访期间出现发热和炎症指标明显升高，需高度怀疑 MPA 而非感染性疾病和 IPF 急性加重，及时复查 ANCA、尿常规＋沉渣及肾功能，以早期诊断。

目前尚无对 MPA-UIP 治疗的统一建议。Thompson 等建议对于无肺外受累的 MPO-ANCA 阳性 UIP 患者，不推荐使用糖皮质激素和免疫抑制剂，可酌情使用抗纤维化药物；但对于 MPA-UIP 患者，建议使用糖皮质激素和免疫抑制剂治疗。Maillet 等也认为，免疫抑制剂不能改善 MPA-UIP 的预后，但抗纤维化药物可能对这些患者有益。本例患者在确诊 MPA 前一直服用抗纤维化药物，尽管胸部 CT 和肺功能提示病情进展，但在长达 10 年的时间内未出现 IPF 急性加重，也在一定程度上验证了尼达尼布和吡非尼酮可延缓 MPA-UIP 的进展并改善其预后。患者出现发热、炎症指标升高和 MPO-ANCA 阳性后，确诊为 MPA，予糖皮质激素和免疫抑制剂治疗后，病情好转。因此，对于无肺外受累的 MPA-UIP，也推荐使用抗纤维化药物；一旦出现与 MPA 相关的全身症状，建议使用糖皮质激素联合免疫抑制剂治疗。

专家点评

普通型间质性肺炎是 IPF 患者的典型形态学表现，但以普通型间质性肺炎为表现的间质性肺疾病并非都是 IPF，常见的可以表现为普通型间质性肺炎型的间质性肺疾病还有石棉肺纤维化、类风湿关节炎相关肺纤维化、MPA 肺纤维化等继发性普通型间质性肺炎。有部分类风湿关节炎相关肺纤维化、MPA 肺纤维化患者可以普通型间质性肺炎型间质性肺疾病起病，病初并无相关的特异性自身抗体阳性，或并无关节肿痛、肾炎等典型的类风湿关节炎、MPA 等系统性结缔组织病的肺外表现。但这类患者常合并红细胞沉降率、C 反应蛋白等升高，值得关注。另外，对于这些患者，在未能诊断类风湿关节炎、MPA 等系统性结缔组病时，建议按照 IPF 制订治疗方案。但在出现相应的临床表现和特异性血清学抗体后，建议就诊风湿免疫科，并结合肺外受累的程度和活动性加用糖皮质激素、免疫抑制剂等药物。本例患者在早期仅表现为普通型间质性肺炎型的间质性肺疾病，得益于规律的尼达尼布、吡非尼酮等抗纤维化药物治疗，长达 9 年的病程，肺纤维化仅有缓慢进展；后因出现红细胞沉降率和 C 反应蛋白升高、反复发热、肾功能异常、特征性 ANCA 阳性而诊断为 MPA，在原有的抗纤维化药物基础上加用糖皮质激素和免疫抑制剂。故而，对于 IPF 患者，若出现原因不明的炎症因子升高、发热，要警惕是否其实是以普通型间质性肺炎型的间质性肺疾病起病的系统性结缔组织病；及时开展相关检查、化验以期早期诊断和调整治疗措施。

（石钰洁　邵　池　黄　慧）

参考文献

[1] FERNANDEZ CASARES M, GONZALEZ A, FIELLI M, et al. Microscopic polyangiitis associated with pulmonary fibrosis [J]. Clin Rheumatol, 2015, 34(7): 1273-1277.

[2] HELLMICH B, SANCHEZ-ALAMO B, SCHIRMER J H, et al. EULAR recommendations for the management of ANCA-associated vasculitis: 2022 update [J]. Ann Rheum Dis, 2024, 83(1): 30-47.

[3] THOMPSON G E, SPECKS U. Update on the management of respiratory manifestations of the antineutrophil cytoplasmic antibodies-associated vasculitides [J]. Clin Chest Med, 2019, 40(3): 573-582.

[4] MAILLET T, GOLETTO T, BELTRAMO G, et al. Usual interstitial pneumonia in ANCA-associated vasculitis: a poor prognostic factor [J]. J Autoimmun, 2020, 106: 102338.

[5] MANFREDI A, CASSONE G, IZZO R, et al. Interstitial lung disease in microscopic polyangiitis and granulomatosis with polyangiitis: demographic, clinical, serological and radiological features of an Italian cohort from the Italian Society for Rheumatology [J]. Clin Exp Rheumatol, 2023, 41(4): 821-828.

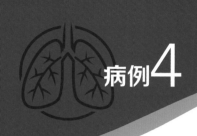

病例4

具有自身免疫特征的
间质性肺炎

患者，女性，56岁，因"咳嗽、活动后气短半月余"就诊。

现病史： 患者于2019年2月11日出现咳嗽、流涕、畏寒，伴一过性发热，体温最高38.9℃，自服退热药后体温正常，但咳嗽逐渐加重，伴活动后气短，无关节肿痛、口眼干、反复口腔溃疡。3月5日外院胸部CT提示双肺多发阴影（图4-1A、B），遂就诊我院门诊，复查胸部高分辨率CT：双肺多发磨玻璃影、细网格影，以双下肺胸膜下为著，较前加重（图4-1C、D）。为进一步诊治收住入院。

其他病史： 变应性鼻炎病史20年，无烟酒嗜好。

体格检查： 体温正常，自然状态下SpO₂ 95%。周身未见明显皮疹。双下肺可闻及爆裂音。心律齐，腹软，双下肢无水肿。

辅助检查

实验室检查： 动脉血气分析（呼吸空气时）：pH 7.49，$PaCO_2$ 35mmHg，PaO_2 52mmHg；血常规、肝肾功能、肌酸激酶、免疫球蛋白定量正常范围；红细胞沉降率8mm/h，C反应蛋白19mg/L；抗核抗体1∶640（斑点型），余抗核抗体谱、抗中性粒细胞胞质抗体、类风湿因子、抗CCP抗体、肌炎抗体谱（16项）均阴性。肺功能：孤立性弥散功能减低，DL_{CO}占预计值% 43.2%。超声心动图：未见明显异常。

诊　断

具有自身免疫特征的间质性肺炎

治疗及随诊

予泼尼松口服 50mg qd［1mg/（kg·d）］，2 周后开始逐渐减量。患者症状明显减轻，1 个月后复查胸部 CT 示肺间质病变较前明显吸收（图 4-1E、F）。1 年后糖皮质激素完全停用，复查胸部 CT 无明显肺间质病变。

2021 年 12 月上呼吸道感染后再次出现咳嗽、活动后气短，2022 年 2 月就诊

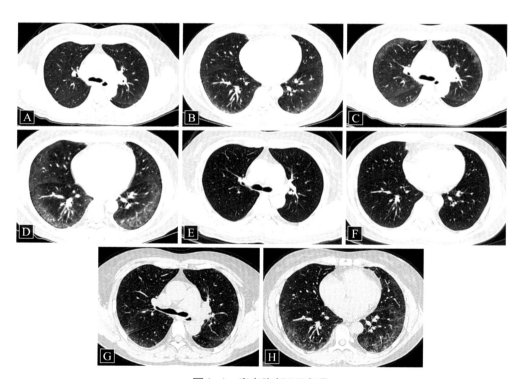

图4-1　患者胸部CT表现

注：A、B. 2019年3月5日，示双肺多发磨玻璃影、细网格影，以双下肺胸膜下为著；C、D. 2019年3月20日，肺间质病变较前加重；E、F. 2019年4月20日，肺间质病变较前明显吸收；G、H. 2022年2月，肺间质病变复发。

门诊，复查胸部 CT 提示新发肺间质病变（图 4-1G、H），血清学检验结果大致同既往，考虑病情复发。重新加用泼尼松口服 40mg qd，3 周后开始逐渐减量，同时联合他克莫司口服 1mg bid，患者症状改善，1 个月后复查胸部 CT 示肺间质病变较前明显吸收。

▌本例分析及文献复习

具有自身免疫特征的间质性肺炎（IPAF）的概念于 2015 年在欧洲呼吸学会和美国胸科协会成立的"未分化结缔组织病相关性间质性肺疾病工作组"发布的官方声明中首次提出，用于描述在临床表现、血清学和 / 或肺形态学表现方面提示存在潜在的系统性自身免疫性疾病，但目前不符合某一确切的结缔组织病（CTD）诊断标准的 ILD 病例。IPAF 概念的提出鼓励呼吸科医师积极排查 ILD 病例是否合并肺外表现、是否存在自身免疫性疾病，并为日后相关的临床研究提供统一的疾病命名和入选标准。随着对 CTD-ILD 认识的加深、更多新型自身抗体的发现，该标准可能还需进一步完善。

目前采用的 IPAF 分类标准如下。

1. 所有患者均经高分辨率 CT 和 / 或外科肺活检证实存在 ILD。

2. 已通过详细的临床评估除外已知病因的 ILD。

3. 不符合某种明确 CTD 的分类标准。

4. 符合以下 3 项中至少 2 项的表现（≥ 1 项）：①临床表现，特征性的肺外表现。②血清学，特征性的自身抗体。③形态学，特征性的胸部影像学或肺组织病理学特点，或合并其他胸部受累的表现（如原因未明的气道、肺血管、胸膜或心包病变）。

肺外表现的评估需要临床医师对于肺外表现进行全面细致的病史采集及体格检查，不仅仅依赖于患者的自我报告。可能提示 IPAF 的常见肺外表现包括技工手、指尖溃疡、炎性关节病或多关节晨僵≥ 60 分钟、掌部毛细血管扩张、雷诺现象、原因不明的手指肿胀及 Gottron 征。

血清学指标方面，由于系统性血管炎未被纳入 CTD 的范畴，抗中性粒细胞胞质抗体（ANCA）未被纳入 IPAF 的分类标准；该标准主要纳入类风湿关节炎、炎性肌病、系统性硬化症、干燥综合征、系统性红斑狼疮相关的特异性抗体，及明确阳性的抗核抗体（ANA）。ANA 阳性：弥漫型、均质型、斑点型，效价 ≥ 1:320；或核仁型、着丝点型，任何效价。

被纳入 IPAF 分类标准的主要形态学类型（影像学或病理学表现）包括非特异性间质性肺炎（NSIP）、机化性肺炎（OP）、NSIP 合并 OP、淋巴细胞性间质性肺炎（LIP）。这些类型在 CTD-ILD 中很常见。影像学类型中的普通型间质性肺炎（UIP）型也可见于 CTD 中（尤其是类风湿关节炎），但单纯表现为 UIP 型的 ILD 在 CTD 中并不多见，因此，UIP 型未被列入 IPAF 分类标准之内。肺组织病理学表现为间质淋巴细胞聚集形成生发中心、弥漫性淋巴浆细胞浸润、伴或不伴有淋巴滤泡形成时，也提示 IPAF。

本例患者就诊时存在原因未明的 ILD，胸部高分辨率 CT 为 NSIP 表型，无显著特异性肺外表现，ANA 为高效价斑点型阳性，可符合 IPAF 的分类标准。其实，在 IPAF 的概念提出之前，本例患者可诊断为特发性间质性肺炎中的特发性非特异性间质性肺炎。

IPAF 的治疗主要参考 CTD-ILD 的治疗方案，建议由包括呼吸科、风湿免疫科、放射科、病理科、康复科等在内的多学科团队共同管理。需要结合患者的病程、ILD 表型（富细胞型或纤维化型）、病情严重程度及进展速度等选择不同治疗强度的糖皮质激素和 / 或免疫抑制剂，常用的免疫抑制剂包括吗替麦考酚酯、硫唑嘌呤、钙调磷酸酶抑制剂、环磷酰胺等。在接受积极抗炎治疗后仍表现为进展性肺纤维化（PPF）的 ILD 病例，可在抗炎治疗的基础上联合抗纤维化药物。IPAF 的治疗疗程尚不明确，可根据患者病情的缓解速度及程度调整治疗方案，尝试逐渐减停抗炎药物。随访过程中需警惕病情复发、进展，部分 IPAF 患者在随访过程中可能被诊断为某一明确的 CTD。

专家点评

在 2015 年 IPAF 的概念提出之前，这类疾病的命名比较混乱，常用的有结缔组织病相关性间质性肺疾病可能性大、以肺为主要受累器官的结缔组织病、自身免疫性炎症性间质性肺疾病等。IPAF 概念的提出有助于对这类具有风湿免疫性疾病特征的间质性肺疾病的进一步研究和认识：自 2015 年 IPAF 的概念和分类标准提出以来，国内外学者纷纷开展多项相关研究并取得进展，例如是否不再将抗合成酶抗体作为 IPAF 的诊断标准；是否增加 ANCA 阳性为 IPAF 的诊断标准；是否需要进一步细化形态学（包括影像学和病理学）的特征；是否可以结合 IPAF 的形态学表现和临床表现提出治疗方面的推荐意见等。

国内外专家关于抗合成酶抗体阳性的 IPAF 与抗合成酶综合征相关性的间质性肺疾病的区分 / 诊断标准有不同的看法：有认为抗合成酶抗体阳性的 IPAF 应划入抗合成酶综合征，有认为因抗合成酶抗体阳性的 IPAF 的临床表现不符合经典的抗合成酶综合征的诊断标准，还是以保留抗合成酶抗体阳性的 IPAF 为宜。不过，结合我院临床经验，抗 Ro-52 阳性的 IPAF 患者常会有抗合成酶抗体等肌炎特异性抗体阳性，建议这些患者常规筛查血清肌炎抗体谱。

IPAF 的治疗目前尚无公认的专家推荐意见，我们建议可以按照 2013 年特发性间质性肺炎的基于间质性肺疾病的疾病行为学的特征来指导 IPAF 治疗原则的制订；结合近几年抗纤维化药物的临床应用及进展性肺纤维化指南的提出，对于出现典型肺纤维化表现的 IPAF 患者，若有条件，尽早加用抗纤维化药物。大部分 IPAF 患者，因为有潜在的自身免疫性疾病，往往需要联合免疫抑制剂。正如本例患者，对于糖皮质激素治疗后明显好转，但在糖皮质激素停用后复发者（部分在减量后复发），建议积极联合免疫抑制剂。另外，对于 IPAF 患者，建议全程规律随诊、监测病情变化，若出现炎症指标升高、关节 / 皮肤等肺外表现，积极筛查自身免疫性疾病，以早期发现 IPAF 背后潜在的结缔组织病。

（陈茹萱　黄　慧）

参考文献

[1] FISCHER A, ANTONIOU K M, BROWN K K, et al. An official European Respiratory Society/American Thoracic Society research statement: interstitial pneumonia with autoimmune features [J]. Eur Respir J, 2015, 46(4): 976-987.

[2] GRANEY B A, FISCHER A. Interstitial pneumonia with autoimmune features [J]. Ann Am Thorac Soc, 2019, 16(5): 525-533.

[3] MACKINTOSH J A, WELLS A U, COTTIN V, et al. Interstitial pneumonia with autoimmune features: challenges and controversies [J]. Eur Respir Rev, 2021, 30(162): 210177.

[4] DECKER P, SOBANSKI V, MOULINET T, et al. Interstitial pneumonia with autoimmune features: evaluation of connective tissue disease incidence during follow-up [J]. Eur J Intern Med, 2022, 97: 62-68.

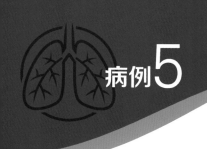

病例5

以机化性肺炎起病的类风湿关节炎

入院病史

患者，男性，51岁，因"发热、咳痰、胸痛6周，关节肿痛2周"就诊。

现病史： 患者于6周前着凉后出现发热，体温最高37.5℃，伴畏寒，咳少量白黏痰，偶有暗红色痰，逐渐出现双侧胸部针刺样疼痛，无关节痛。就诊当地医院，X线胸片提示"左肺下叶肺炎"，先后予青霉素、左氧氟沙星、头孢呋辛静脉输液治疗共2周（具体不详），未再出现暗红色痰，余症状无明显改善。2周前体温高峰升至38.9℃，并出现双膝、双肩、右髋、左踝关节疼痛，其中双膝及左踝关节肿胀、伴晨僵。再次就诊并入住外院，查血常规、肝肾功能大致正常；超敏C反应蛋白18.5mg/L，红细胞沉降率98mm/h；血布氏杆菌凝集试验、痰抗酸染色（－）；类风湿因子（RF）320.2IU/ml；胸部CT示双肺多发斑片、实变影，沿支气管血管束及胸膜下分布为主（图5-1A～C）。予诊断性抗结核治疗2周后病情仍无改善，为进一步诊治收住我院。

其他病史： 牧民，既往体健，无烟酒嗜好。

体格检查： 体温38.7℃，自然状态下SpO$_2$ 92%。左肺呼吸音增粗，可闻及少许细湿啰音，右肺呼吸音正常。心律齐，腹软。双下肢无水肿，双膝、左踝关节肿胀伴压痛。

辅助检查

实验室检查：降钙素原、真菌 1, 3-β-D- 葡聚糖试验、肺炎支原体抗体、肺炎衣原体抗体、嗜肺军团菌抗体均阴性；血培养、痰病原学阴性；抗环瓜氨酸肽（CCP）抗体 1865IU/ml；尿酸、人类白细胞抗原 B27、抗核抗体均阴性；膝关节 MRI：提示髌上囊少许积液。支气管镜检查：镜下未见明显异常，支气管肺泡灌洗液病原学（包括细菌、真菌、分枝杆菌、放线菌、奴卡菌、卡氏肺孢子菌相关涂片、培养及核酸检测）均阴性；经支气管镜肺钳取活检病理：组织显示慢性炎，部分肺泡间隔增宽，伴纤维、血管组织增生，部分肺泡腔内可见机化，病理表现符合机化性肺炎。

诊 断

类风湿关节炎相关性间质性肺疾病（机化性肺炎型）

治疗及随诊

经风湿免疫科和呼吸内科讨论后予泼尼松口服 45mg qd，联合环磷酰胺静脉注射 0.2g qod。3 天后患者体温恢复正常，1 周后胸痛、关节肿痛逐渐缓解，咳痰逐渐减少；1 个月后复查红细胞沉降率、超敏 C 反应蛋白降至正常。泼尼松 45mg qd 用量维持 1 个月后逐渐减量，环磷酰胺累计应用 9g 后改为雷公藤多苷口服 20mg bid。3 个月后 RF 降至 55.2IU/ml，抗 CCP 抗体降至 565IU/ml，复查胸部 CT 提示双肺多发斑片实变影较前明显吸收（图 5-1D、F）。患者在此后的 7 年内定期来我院门诊随访，肺部病情稳定，无复发。

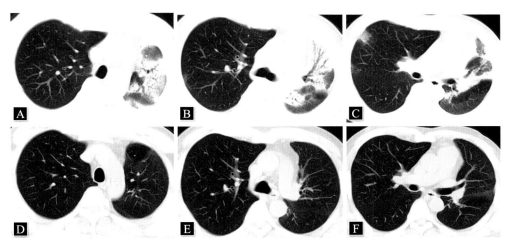

图5-1   患者治疗前后胸部CT表现

注：A～C. 治疗前，示左上肺沿支气管血管束走行分布为主多发斑片–实变影，右上肺近胸膜分布的磨玻璃影–实变影；D～F. 治疗后，示双肺多发斑片实变影较前明显吸收，仅遗留少许磨玻璃影和索条影。

本例分析及文献复习

机化性肺炎（OP）是病理诊断，指肺组织病理表现为沿呼吸性细支气管、肺泡管及肺泡腔伸延的息肉样肉芽组织（包括疏松结缔组织、成纤维细胞以及少量炎症细胞浸润）的一组疾病。根据是否有继发因素，分为隐源性机化性肺炎（COP）和继发性机化性肺炎两大类：COP无明确继发病因；继发性OP的常见病因包括感染后机化性肺炎、结缔组织病相关性间质性肺疾病、吸入性肺损伤、药物性肺损伤、放射性肺炎等。肌炎／皮肌炎、类风湿关节炎（RA）、干燥综合征等是常见的引起OP的结缔组织病。COP与结缔组织病相关性OP的临床表现很类似，但后者的肺部病变范围更广、痊愈率稍低、更易复发，需要长期随访。本例患者的OP继发于RA，予以糖皮质激素联合免疫抑制剂后治愈，长达7年的随访期限内均未见复发。

OP通常表现为亚急性病程，常表现为咳嗽、气促、发热。在高分辨率CT

中，斑片状实变影是其典型的 CT 表现，多分布于胸膜下和 / 或沿支气管血管束周围分布，部位可呈游走性，常伴有磨玻璃影；少见表现有：结节状实变或孤立性肿块影，"反晕征"，牵张性支气管扩张、细网格影等纤维化性 ILD 的表现。本例患者胸部 CT 呈现典型的 OP 表现。在门诊接诊时，结合胸部 CT 表现，需要与社区获得性肺炎、隐球菌肺炎、慢性嗜酸性粒细胞肺炎、淋巴瘤等鉴别。故而进一步安排了病原学的血化验和支气管肺泡灌洗液的病原学检查，尤其是结合支气管镜肺活检病理结果，可以排除上述病变。对于呈现"反晕征"的患者，则主要与分枝杆菌感染、曲霉菌肺炎等感染性疾病及结节病等非感染性疾病鉴别。对于表现为结节状实变或孤立性肿块影的 OP，则主要与肿瘤、血行播散性感染和肿瘤等鉴别。反复复发时则可能出现肺纤维化的相关表现。

RA-ILD 的胸部形态学表型以普通型间质性肺炎（UIP）最常见（8% ~ 66%）、最经典，其次是非特异性间质性肺炎（NSIP）（19% ~ 57%）、OP（4% ~ 11%），少数表现为淋巴细胞性间质性肺炎、弥漫性肺泡损伤等类型。RA 患者出现 ILD 的危险因素包括男性、年龄增长、吸烟史、RF 及抗 CCP 抗体阳性等，其中抗 CCP 抗体效价越高，出现 ILD 的风险越高。研究认为抗 CCP 抗体可能参与 RA-ILD 的发病：抗 CCP 抗体可在关节、肺等组织内形成，在吸烟、病原体等外界因素的刺激下，黏膜内蛋白可发生瓜氨酸化，继而诱导抗 CCP 抗体的形成。虽然根据 2010 年美国风湿病学会 / 欧洲抗风湿病联盟的 RA 分类标准，本例患者就诊时关节炎病程不足 6 周，主要表现为大关节病变，总积分为 5 分（尚未完全满足 RA 的分类标准）；但抗 CCP 抗体（尤其效价大于正常上限的 3 倍时）对于诊断 RA 具有较高的特异性。本例患者抗 CCP 抗体、抗 RF 抗体均有高效价阳性，且胸部 CT 和肺组织病理学表现均符合 OP——这也是 RA-ILD 常见表现；故而考虑 OP 为 RA 继发所致。本例以 OP 起病，进一步检查后才证实为 RA 实属少见。

关于 OP、RA-ILD 的治疗选择，目前仍缺乏充分的循证医学证据支持。无论是 OP，还是富细胞型 RA-ILD 的治疗策略，都以糖皮质激素作为治疗药物，一般推荐剂量为泼尼松 0.5 ~ 1.0mg/（kg·d）（或等效剂量的其他糖皮质激素）。RA-ILD 中，OP 表型相较于其他类型的 RA-ILD 对糖皮质激素的治疗反应更好。常选用的免疫抑制剂为环磷酰胺、吗替麦考酚酯等。对于改善病情抗风湿药（DMARDs）的选择，国际上有风湿病学会推荐利妥昔单抗或阿巴西普作为治疗 RA-ILD 的一线用药；Janus 激酶抑制剂可能降低 RA 病例中 ILD 的发病率。雷公藤多苷是国内应用较广泛的一种提取自中药的 DMARDs，已有临床试验证明雷公藤多苷治疗 RA 的疗效不劣于甲氨蝶呤。另有学者认为，RA-ILD 患者，在糖皮质激素治疗基础上加用雷公藤多苷可进一步改善病情。纤维化型 RA-ILD 患者，可在糖皮质激素、免疫抑制剂基础上联合抗纤维化药物如尼达尼布。本例患者在初始治疗时接受足剂量的泼尼松和环磷酰胺治疗，在病情缓解、稳定后续以小剂量泼尼松和雷公藤多苷，最终被治愈，长期随诊未出现复发。

专家点评

　　OP 是病理诊断，需要结合胸部影像学、临床信息后进一步鉴别诊断：各种继发性 OP、COP。临床上继发性机化性肺炎远多于 COP，特发性炎性肌病、RA 等结缔组织病，具有自身免疫特征的间质性肺炎，药物性间质性肺疾病，放射性肺炎等均是常见继发性 OP 的类型。除继发性 OP 有相应的临床特征（如皮肤、关节、肌肉等结缔组织病的肺外表现）、近期用药史、放疗史等外，COP 一般表现为近胸膜的大片实变，继发性 OP 常表现为双肺、多部位的病变，可以沿血管束走行、近胸膜分布，胸部 CT 上可以表现为磨玻璃影、实变影、"反晕征"等。而 RA 的呼吸系统表现包括间质性肺炎、气道病变、胸膜病变、肺内类风湿结节等，其中间质性肺炎是其最常见的肺部表现，是导致 RA 患者死亡的重要病因；虽然 UIP 型是类风湿关节炎相关间质性肺疾病的经典表现，也可以表现为非特异性间质性肺炎型、OP 型。治疗上，结缔组织病相关性 OP 常需要糖皮质激素联合免疫抑制剂；药物性和放射性肺炎所致继发性 OP、COP 一般单药糖皮质激素治疗可以治愈，但对于糖皮质激素减量后反复复发者，建议联合免疫抑制剂治疗。一般机化性肺炎很少遗留肺纤维化，通常不需要联合抗纤维化药物治疗。

（李芷仪　陈茹萱　黄　慧）

参考文献

[1] TRAVIS W D, COSTABEL U, HANSELL D M, et al. An official American Thoracic Society/European Respiratory Society statement: update of the international multidisciplinary classification of the idiopathic interstitial pneumonias [J]. Am J Respir Crit Care Med, 2013, 188(6): 733-748.

[2] KADURA S, RAGHU G. Rheumatoid arthritis-interstitial lung disease: manifestations and current concepts in pathogenesis and management [J]. Eur Respir Rev, 2021, 30(160): 210011.

[3] KING T E, LEE J S. Cryptogenic organizing pneumonia [J]. N Engl J Med, 2022, 386(11): 1058-1069.

[4] CHERIAN S V, PATEL D, MACHNICKI S, et al. Algorithmic approach to the diagnosis of organizing pneumonia: a correlation of clinical, radiologic, and pathologic features [J]. Chest, 2022, 162(1): 156-178.

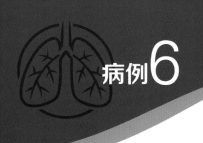

病例6

复发性抗合成酶抗体综合征相关性间质性肺疾病

入院病史

患者，女性，72岁，因"间断发热、咳嗽、咳痰2年，再发1周"就诊。

现病史：患者2014年5月出现发热，体温最高37.9℃，伴咳嗽，咳少量白黏痰，无呼吸困难，当地医院予头孢呋辛、莫西沙星治疗无效，体温高峰升至38.3℃，并出现双下肢乏力，上楼时需上肢协助支撑扶手。外院查血常规大致正常；红细胞沉降率45mm/h；肌酸激酶（CK）553U/L；抗核抗体谱：抗Jo-1抗体（＋），余（－）；胸部CT（图6-1A、B）可见双肺多发索条影，散在片状实变影；肌电图未见明显异常；考虑"间质性肺疾病合并感染"，予甲泼尼龙静脉滴注40mg q12h，1周后减量为40mg qd，再1周后序贯为口服48mg qd，同时联合多种抗生素治疗，症状缓解，后甲泼尼龙规律减量（每2周减4mg）。2015年2月（口服甲泼尼龙2mg qd）患者再次发热，伴咳嗽、咳白黏痰，活动后气短；复查胸部CT（图6-1C、D）：见双肺多发索条、斑片、磨玻璃影较前增多；肌炎抗体谱：抗Jo-1抗体96RU/ml（正常值＜15RU/ml）；四肢肌肉MRI：双下肢肌肉萎缩（具体不详）；支气管镜右下叶后基底段肺活检病理：示肺泡间隔略增宽，可见不典型机化灶；右上臂肌活检病理示：符合炎性肌病表现。考虑抗合成酶抗体综合征（ASS），再次予甲泼尼龙静脉滴注40mg q12h，3天后减量至40mg qd，症状减轻后序贯口服甲泼尼龙40mg qd。2周后患者因顾虑糖皮质激素不良反应，自行将甲泼尼松减量至20mg qd，后逐渐减量至2mg qd维持。

2016年1月患者再次出现病情反复，胸部CT（图6-1E、F）见双肺病变明显加重，双肺（双下肺、左舌叶及右中叶为著）大片渗出影，部分实变，为进一步诊治收住我院。患者2010年出现左侧肘部以及右手拇指、示指桡侧皮肤粗糙。

其他病史： 类固醇性糖尿病。

体格检查： SpO_2 91%，技工手、Gottron征阳性。双下肺可闻及爆裂音，心律齐，腹软。上肢肌力正常，双下肢近端肌力 5$^-$ 级，无压痛，双下肢无水肿。

辅助检查

实验室检查：血常规、尿常规、肝肾功能、电解质、血清免疫球蛋白及补体水平大致正常；动脉血气分析（不吸氧，静息）：pH 7.42，$PaCO_2$ 37.2mmHg，PaO_2 61.5mmHg，HCO_3^- 24.4mmol/L；血清 CK 2325U/L，CK-MB 24.8μg/L，cTnI 水平正常；红细胞沉降率 34mm/h，超敏 C 反应蛋白 22.67mg/L；抗核抗体谱：抗 Ro-52 抗体强阳性（+++），抗 Jo-1 抗体强阳性（+++）；抗中性粒细胞胞质抗体（－）；血清 1，3-β-D-葡聚糖及半乳甘露聚糖、痰病原学均（－）；超声心动图：左心室舒张功能减低，左心室射血分数 69%。

诊　断

抗 Jo-1 抗体综合征相关性间质性肺疾病

治疗及随诊

予甲泼尼龙静脉滴注 40mg q12h（共 2 周），静注人免疫球蛋白静脉滴注 10g qd×5 天；3 天后患者体温恢复正常，1 周后咳嗽、活动后气短逐渐改善；复查胸部 CT 较前稍好转（图6-1G、H）。遂序贯泼尼松口服 50mg qd，联合吗替麦考酚酯口服 0.5g bid，准予出院门诊随诊。泼尼松规律减量，至 15mg qd 时复查胸部 CT 见肺内病变较前明显吸收（图 6-1I、J），建议维持目前剂量 3～5 个月后逐渐减量。患者于我院门诊随访，病情平稳，日常活动无明显不适，复查胸部 CT 较前变化不大。

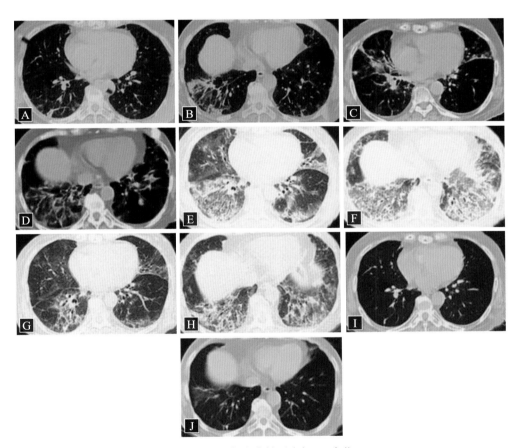

图6-1　患者治疗前后胸部CT变化

注：A、B. 起病时，双肺多发索条影，散在片状实变影；C、D. 第1次病情复发时，双肺多发索条、斑片、磨玻璃影较前增多；E、F. 第3次病情复发时，双肺大片渗出影，部分实变，双下肺、左舌叶及右中叶为著；G、J. 治疗后，病变较前明显吸收。

本例分析及文献复习

特发性炎性肌病（IIM）是一组以四肢近端肌肉受累和慢性炎症为突出表现的异质性疾病，可累及多个系统及器官，间质性肺疾病（ILD）是 IIM 累及呼吸系统的最常见临床表现，也是 IIM 患者致残和致死的重要原因。抗合成酶抗体综合征（ASS）并发 ILD 很常见，可根据不同的抗合成酶抗体类型分为不同亚型，包括抗 Jo-1、PL-7、PL-12、EJ、KS、OJ、Ha、Zo 抗体等，IIM 患者的 ILD 发生率与肌炎特异性抗体存在较强相关性，其中抗 Jo-1 抗体阳性的 IIM-ILD 发生率为 72%～86%，较为多见。

IIM-ILD 患者通常呈慢性起病或亚急性起病，部分呈急性起病，临床表现包括 IIM（对称性近端肌无力，肌痛，皮疹如眶周红斑、Gottron 疹、Gottron 征等，雷诺现象，关节肿胀、压痛，技工手，不明原因发热等）和 ILD（咳嗽、咳痰、活动后气短、呼吸困难等；查体可闻及爆裂音）两部分。ASS 不同亚型的临床表现有所不同，抗 Jo-1-ASS 常有 IIM 的相关表现、血清 CK 升高等而被拟诊为多发性肌炎或皮肌炎。ASS 的诊断标准为：血清抗合成酶抗体阳性，并至少具有以下一项临床表现：雷诺现象、关节炎、ILD、发热（未找到其他导致发热病因）及技工手（手皮肤增厚、皲裂，尤其是手指尖皮肤）。本例患者临床主要表现为无诱因发热、咳嗽、咳痰及肌无力，查体可见技工手，辅助检查提示存在抗 Jo-1 抗体阳性、病情加重阶段血清 CK 升高、肌肉 MRI 及肌活检均符合炎性肌病表现，考虑抗 Jo-1 抗体综合征相关 ILD 诊断较为明确。

IIM-ILD 患者胸部高分辨率 CT 可表现为磨玻璃影、实变影、网状影、蜂窝影、不规则线状影、条索影、牵张性支气管扩张等。抗 Jo-1-ASS 的胸部 CT 表型以非特异性间质性肺炎（NSIP）型为主，其次为机化性肺炎（OP）型或 NSIP 合并 OP 型，少部分表现为普通型间质性肺炎（UIP）型。IIM-ILD 多数情况下不建议进行肺组织活检，对于 ILD 类型判断主要依据胸部高分辨率 CT，不存在特定的病理特征，且采用肺组织活检进行病理分类不会改变其临床治疗决策。本例患者多次急性加重阶段的胸部 CT 表现以 NSIP 并 OP 型为主，其在外院经支气管镜肺活检病理回报肺内存在"不典型机化灶"，符合抗 Jo-1-ASS 相关 ILD 表现。

ASS-ILD 治疗方案的选择主要依据 ILD 起病形式、严重程度、胸部 CT（病变可逆程度）、肺外症状、药物安全性等综合考虑。糖皮质激素是治疗抗 Jo-1-ASS 基础用药，既往回顾性研究提示，糖皮质激素单药治疗 ASS-ILD 有效率为 50%～90%，但复发率较高，目前多推荐联合免疫抑制剂。糖皮质激素联合吗替麦考酚酯、硫唑嘌呤、环磷酰胺、他克莫司、环孢素等治疗方案均在临床实践中使用，尚无随机对照试验证明其中一种药物的优越性。本例患者在糖皮质激素减量时出现病情反复，本次加重肺内病变弥漫，存在严重低氧血症，故予大剂量糖皮质激素联合静注人免疫球蛋白静脉滴注，同时除外禁忌后及时联合免疫抑制剂吗替麦考酚酯治疗。

专家点评

ILD 是 ASS 很常见的临床表现，常伴有技工手，共有 8 种抗合成酶抗体，但临床上以抗 Jo-1 抗体最常见；胸部 CT 以非特异性间质性肺炎型、机化性肺炎型或上述两种类型并存为主要形态学表现。绝大部分 ASS 相关性间质性肺炎对糖皮质激素和 / 或免疫抑制剂反应良好，经过上述药物治疗后可以得到不同程度的改善，部分患者甚至能治愈。但在糖皮质激素和 / 或免疫抑制剂减停过程中容易复发，也是 ASS 相关性间质性肺炎的临床特征。所以，对于这类患者，若是单药糖皮质激素治疗过程中出现复发，则建议及时联合免疫抑制剂；若是糖皮质激素联合免疫抑制剂治疗过程中出现复发，则建议以复发前的剂量维持或在原来的基础上联合其他免疫抑制剂。对于经过糖皮质激素和 / 或免疫抑制剂治疗后出现肺纤维化的表现、病情呈现病情进展的患者，可以考虑加用吡非尼酮、尼达尼布等抗纤维化药物治疗；同时，对于长期应用糖皮质激素及免疫抑制剂的患者，需要警惕并发机会性感染、恶性肿瘤的可能。全程监测和个体化管理 ASS 相关性间质性肺炎患者，方能最大限度地改善这类患者的预后，甚至可长期生存。

（李芷仪　石钰洁　黄　慧）

参考文献

[1] DEBRAY M P, BORIE R, REVEL M P, et al. Interstitial lung disease in anti-synthetase syndrome: initial and follow-up CT findings [J]. Eur J Radiol, 2015, 84(3): 516-523.

[2] CONNORS G R, CHRISTOPHER-STINE L, ODDIS C V, et al. Interstitial lung disease associated with the idiopathic inflammatory myopathies: what progress has been made in the past 35 years? [J]. Chest, 2010, 138(6): 1464-1474.

[3] MARCO J L, COLLINS B F. Clinical manifestations and treatment of antisynthetase syndrome [J]. Best Pract Res Clin Rheumatol, 2020, 34(4): 101503.

[4] TAKEI R, YAMANO Y, KATAOKA K, et al. Predictive factors for the recurrence of anti-aminoacyl-tRNA synthetase antibody-associated interstitial lung disease [J]. Respir Investig, 2020, 58(2): 83-90.

[5] MEHTA P, AGGARWAL R, PORTER J C, et al. Management of interstitial lung disease (ILD)in myositis syndromes: a practical guide for clinicians [J]. Best Pract Res Clin Rheumatol, 2022, 36(2): 101769.

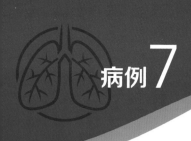

病例 7

抗 MDA5 抗体阳性皮肌炎相关间质性肺疾病

入院病史

患者，男性，56岁，因"乏力、皮疹、低热、气短2月余"就诊。

现病史：患者于2019年2月4日无诱因出现逐渐加重的双上肢无力、肌肉酸痛，表现为双上臂不能抬举过肩、双手握持无力，逐渐出现张口困难，无晨轻暮重，颈面部、前胸皮肤色素沉着伴瘙痒，双膝关节疼痛、无红肿。2月6日出现低热，体温最高38℃，伴活动后气短、咳嗽，有少量黄痰。自服布洛芬及阿莫西林无明显改善。逐渐出现眶周皮肤红紫肿胀，双手双足小关节及肘关节伸面色素脱失，右肘关节伸面皮肤破溃，下腹部、背部、臀部内侧皮肤发红伴脱屑，双下肢无力、蹲起困难。2月下旬至3月下旬就诊外院，查血常规：白细胞 4.93×10^9/L，中性粒细胞比例63.7%，淋巴细胞 1.23×10^9/L，血红蛋白158g/L，血小板 177×10^9/L；血生化：谷丙转氨酶148U/L，谷草转氨酶123U/L，碱性磷酸酶127U/L，乳酸脱氢酶270U/L，胆红素、白蛋白、肾功能、肌酸激酶正常范围；超敏C反应蛋白4.25mg/L，红细胞沉降率34mm/h；抗核抗体谱：核仁型1∶80阳性，抗Ro-52抗体强阳性，余抗核抗体谱、抗中性粒细胞胞质抗体、类风湿因子、抗环瓜氨酸肽抗体、免疫球蛋白定量、补体正常范围；胸部高分辨率CT（图7-1A、B）示双肺多发斑片影、索条影，沿支气管血管束分布为主，下肺为著，纵隔淋巴结轻度增大、部分伴钙化。予左氧氟沙星抗感染后临床症状及胸部CT无明显改善。4月17日就诊我院门诊，考虑自身免疫性疾病可能性大，予复方倍他米松注射液 1 支肌内注射，患者肌肉关节疼痛、皮疹、气短症状稍有改善，为进一步诊治收住入院。

其他病史：幼年时曾诊断"肺结核"，已治愈；从事水管焊接及管路开凿等装修工作二十余年；无吸烟嗜好。

体格检查：体温正常，呼吸频率 25 次 / 分，呼吸空气时 SpO_2 97%。体重 68kg，身高 179cm。眶周红紫，眼睑水肿，面颈部皮肤红紫，双手色素沉着加深，双侧掌指关节、跖趾关节、指间关节、肘关节伸面色素脱失，部分伴脱屑、破溃、红紫，右手示指皮肤无痛性破溃；右手拇指、右足第二趾甲下淤点，下腹部、背部、双臀内侧鲜红色皮疹，其中臀部伴破溃。双肺未闻及明显干湿啰音。心律齐，腹软，双下肢无水肿。双上肢近端肌力 5⁻ 级，双下肢近端肌力 3⁺ 级，四肢远端肌力 5 级；Babinski 征阴性。

辅助检查

实验室检查：动脉血气分析（呼吸空气时）：pH 7.46，$PaCO_2$ 35mmHg，PaO_2 79mmHg；血常规：白细胞 4.81×10^9/L，中性粒细胞比例 71.3%，淋巴细胞 0.68×10^9/L；尿常规＋沉渣、便常规＋隐血：阴性；肝肾功能：谷丙转氨酶 89U/L，谷草转氨酶 91U/L，乳酸脱氢酶 272U/L，前白蛋白 150mg/L，余正常范围；超敏 C 反应蛋白 0.37mg/L，红细胞沉降率 7mm/h，铁蛋白 1400ng/ml；肌酸激酶、肌钙蛋白正常范围；肌炎抗体谱：抗 MDA5 抗体（+++），抗 Ro-52 抗体（++）；肿瘤标志物正常范围；血巨细胞病毒 DNA 阴性。痰病原学（细菌、真菌、分枝杆菌）阴性。肺功能：限制性通气功能障碍伴弥散功能减低，FVC 2.68L（占预计值 % 60.2%），TLC 4.84L（占预计值 % 67.8%），DL_{CO} 占预计值 % 51.3%。超声心动图：未见明显异常。双大腿 MRI：双侧臀大肌及其周围多发 T2WI 稍高信号影，炎性改变可能。肌电图：肌源性损害。

诊　断

抗 MDA5 抗体阳性皮肌炎，间质性肺炎

治疗及随诊

4 月 17 日入院后予甲泼尼龙静脉滴注 40mg q12h，患者皮疹、肌力、气短症状较前改善，4 月 25 日改为泼尼松龙口服 60mg qd，患者出现肌无力症状加重，遂于 4 月 26 日恢复甲泼尼龙静脉滴注 40mg q12h，联合静注人免疫球蛋白静脉滴注 10g qd×5 天，环磷酰胺静脉注射 0.2g 每周 2 次，他克莫司口服 1mg bid，复方磺胺甲噁唑片 1 片 qd。患者症状改善，5 月 3 日起甲泼尼龙改为 60mg qd，1 周后改为泼尼松龙口服 60mg qd。患者出院后泼尼松龙逐渐减量（每周减 5mg qd），联合他克莫司（1mg bid）、环磷酰胺（50mg qd）及预防量复方磺胺甲噁唑，症状进一步改善，日常活动不受限。6 月 13 日（泼尼松龙 40mg qd）门诊复查胸部 CT（图 7-1C、D）示肺间质病变程度较 4 月 16 日明显，鉴于患者临床症状及炎症指标稳定，考虑病情控制可，糖皮质激素继续逐渐减量（每周减 2.5mg qd），至 8 月 26 日（泼尼松龙 17.5mg qd）复查胸部 CT（图 7-1E、F）示肺间质病变较前有所减轻。患者临床症状稳定，糖皮质激素减为泼尼松 15mg qd 维持。11 月 18 日患者无诱因出现发热、咳黄痰、流涕，活动后气短较前明显，当地医院予对症退热、莫西沙星治疗后症状减轻，11 月 25 日至门诊复诊，测 SpO_2 93%；血常规：白细胞 7.71×10^9/L，中性粒细胞比例 88.6%，淋巴细胞 0.37×10^9/L；超敏 C 反应蛋白 31.42mg/L，红细胞沉降率 40mm/h；胸部 CT（图 7-1G、H）示肺间质病变较前加重；考虑呼吸道感染诱发 ILD 加重，暂停环磷酰胺、他克莫司 5 天，泼尼松加至 25mg qd，患者症状好转，2 周后复查血氧饱和度、淋巴细胞计数、超敏 C 反应蛋白正常，红细胞沉降率 25mm/h。之后泼尼松逐渐减量至 15mg qd维持，定期复查胸部 CT 肺间质病变逐渐吸收，病情稳定超过半年后逐渐减量

糖皮质激素及免疫抑制剂。至 2022 年 4 月复查胸部 CT（图 7-1I、J）示肺间质病变稳定，仅口服硫唑嘌呤 50mg qd 维持，至 2023 年 4 月病情稳定，复查胸部 CT 大致同前，遂停药。

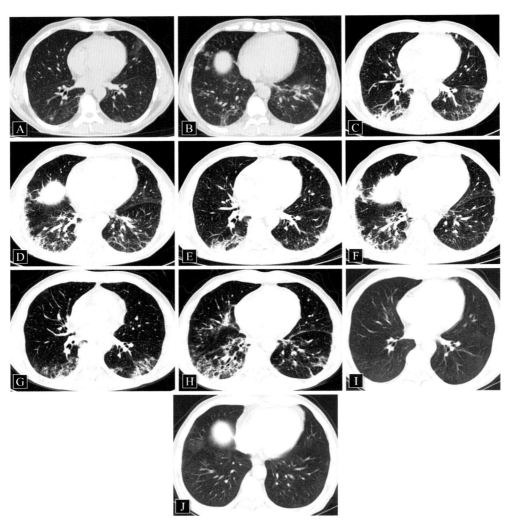

图7-1 患者胸部CT表现

注：A、B. 2019年4月16日，示双肺多发斑片影、索条影，沿支气管血管束分布为主，下肺为著；C、D. 2019年6月13日，肺间质病变较前明显；E、F. 2019年8月26日，肺间质病变较前部分吸收；G、H. 2019年11月，肺间质病变较前加重；I、J. 2022年4月，肺间质病变较前明显吸收。

本例分析及文献复习

　　抗黑色素瘤分化相关基因 5（MDA5）抗体是一种肌炎特异性自身抗体。抗 MDA5 阳性的皮肌炎（DM）是一类好发于东亚人群的特发性炎性肌病（IIM），这类患者易合并 ILD，尤其是快速进展性间质性肺疾病（RP-ILD），病死率很高，有文献报道其 6 个月全因死亡率接近 50%。中位年龄约为 50 岁，约 2/3 为女性患者，但男性患者更容易出现 RP-ILD，病死率更高。除肺部病变外，抗 MDA5 阳性的 DM 患者常见皮肤及肌肉病变，可伴有发热、关节痛、咽痛、吞咽困难、声音嘶哑等症状，心脏受累较为少见，合并恶性肿瘤的概率与其他类型的肌炎相比较低。值得注意的是，其中部分患者无明显肌肉症状，即临床无肌病皮肌炎（CADM），因此对皮肤改变的识别在该病的诊断中非常重要。典型皮疹包括向阳疹（眼睑或眼眶周围分布的紫红色斑疹，常伴有眶周水肿）、Gottron 疹（关节伸侧的红紫色丘疹，常伴有鳞屑，可见于手足小关节以及肘、膝、踝关节）、Gottron 征（关节伸侧非可触性红紫色丘疹）、技工手等，可伴有皮肤溃疡。

　　抗 MDA5 阳性 DM 相关 ILD 的常见影像学表现为磨玻璃影、实变影、网格影，部分患者可出现牵张性支气管扩张等肺纤维化表现，可伴有自发性纵隔气肿 / 气胸 / 皮下气肿。常见的 ILD 表型为机化性肺炎（OP）、非特异性间质性肺炎（NSIP）及 NSIP 合并 OP，RP-ILD 病例可表现为弥漫性肺泡损伤（DAD）样影像学表现。

　　在实验室检查方面，抗 MDA5 阳性 DM 患者可出现外周血淋巴细胞计数下降、炎症指标升高（尤其铁蛋白可出现显著升高）、乳酸脱氢酶升高等异常，并与病情严重程度及不良预后相关。对于临床无明显肌肉症状的患者，乳酸脱氢酶、谷草转氨酶、肌酸激酶升高提示可能存在肌肉病变，可进一步完善肌肉 MRI 评估，必要时行肌电图、肌肉活检。抗 MDA5 抗体效价被认为与疾病活动度相关，可作为疗效评估及病情监测的指标。部分患者可伴有抗 Ro-52 抗体阳性，且合并抗 Ro-52 抗体阳性的患者更易患 ILD、预后更差。由于多数医疗机构未常规开展肌炎抗体谱检测，对于抗核抗体谱结果提示抗 Ro-52 抗体单阳性的 ILD 患者，应注意进行全面的病史采集及体格检查评估有无 DM 相关皮肤及肌肉病变表现，必要时送检肌炎抗体谱。

本例患者临床主要表现为肌无力、肌痛、皮疹、发热、活动后气短、咳嗽，其中皮疹包括向阳疹、Gottron 疹、Gottron 征，实验室检查示转氨酶、乳酸脱氢酶、红细胞沉降率、铁蛋白升高，抗 Ro-52 抗体阳性，胸部高分辨率 CT 表现为 NSIP 型，临床疑诊 DM 后进一步行肌炎抗体谱检测提示抗 MDA5 及抗 Ro-52 抗体双阳性，大腿 MRI 提示肌肉炎性改变，肌电图示肌源性损害，抗 MDA5$^+$-DM 诊断明确，有明确的皮疹、肌炎以及间质性肺疾病。跟大多数中国抗 MDA5$^+$-DM 患者类似，该患者以 RP-ILD 起病，需要临床医师关注。

对于 MDA5$^+$-RP-ILD，推荐糖皮质激素联合免疫抑制剂，其中较为常用的是日本学者基于一项多中心前瞻性研究提出的"三联疗法"，即大剂量糖皮质激素、他克莫司、静脉环磷酰胺的初始联合治疗，近期发表的长期随访结果提示该初始疗法可降低病情复发风险；我国一项单中心开放临床试验显示，糖皮质激素联合托法替布可显著提高早期抗 MDA5 阳性 DM-ILD 患者的预后。这两项研究纳入受试者的平均基线 FVC% 为 73.4% ~ 78.8%，即多为早期患者，对于进展期病例的疗效有待更多的临床研究证实。对于难治性 RP-ILD，已有关于托珠单抗、利妥昔单抗、巴利昔单抗、血浆置换的病例系列报道，也有体外膜氧合支持桥接双肺移植手术成功案例报道，但治疗指征及时机的选择尚不明确。这类患者通常需要较长疗程及较大强度的免疫抑制治疗，需密切监测病情变化、警惕继发感染，尤其是肺孢子菌肺炎、巨细胞病毒感染、真菌感染等机会性感染，建议除外禁忌后加用预防量复方磺胺甲噁唑，尤其是外周血淋巴细胞或 CD4$^+$T 细胞计数降低、联合使用多种免疫抑制剂的患者。静注人免疫球蛋白可能同时发挥免疫调节及补充免疫球蛋白、提高机体抵抗力的作用，在原发病病情控制不佳或合并感染时可以考虑。

专家点评

　　抗 MDA5 抗体阳性是特发性炎性肌病患者中容易合并间质性肺疾病的危险因素，且抗 MDA5 抗体阳性的亚洲患者常呈现 RP-ILD 的临床过程；再加上这类患者早期的临床表现以皮疹、乏力等非特异性表现为主，常就诊于皮肤科、全科医学科等而容易忽视间质性肺疾病，使这些患者因呼吸困难就诊于呼吸科时病情已呈现 RP-ILD 的阶段，导致救治困难、疗效差。但并非所有的抗 MDA5 抗体阳性的皮肌炎相关性间质性肺疾病的病程、病情进展以及严重程度都一样，部分患者在早期就因警惕是否合并间质性肺炎而完善胸部 CT 检查时发现，合并的间质性肺疾病并不严重。所以，对于抗 MDA5 抗体阳性的皮肌炎相关性间质性肺疾病患者，尤其要结合患者胸部 CT 表现以及肺内病变的进展情况来评价病情，根据间质性肺疾病的病情以及皮肤、肌肉等肺外受累的严重程度，制订个体化的治疗方案：对于呈现 RP-ILD 患者，建议积极的大剂量糖皮质激素基础上加用联合的免疫抑制剂（若无禁忌，建议环磷酰胺联合钙调磷酸酶抑制剂），甚至在起始阶段加用白介素-6 受体拮抗剂、JAK 抑制剂、免疫球蛋白等强化治疗；部分患者在积极治疗后仍呈现快速进展至危重症急性呼吸窘迫综合征时，可能需要予以体外膜氧合支持，甚至急诊肺移植以挽救生命；但对于间质性肺疾病并不重、进展缓慢的患者，建议根据皮肤、肌肉等肺外受累的程度给予相应的治疗，并非按 RP-ILD 予以大剂量糖皮质激素联合强有力的免疫抑制剂治疗。此外，合并巨细胞病毒等感染在抗 MDA5 抗体阳性的皮肌炎相关性间质性肺疾病的患者中也不少见，若肺部影像学不是典型的间质性肺疾病，建议积极完善呼吸道和 / 或外周血的病原学筛查，警惕合并重症感染。本例患者因早期呈现的皮疹、乏力未被重视，在我院就诊时已呈现 RP-ILD 阶段，经积极糖皮质激素联合免疫抑制剂治疗后，病情明显改善直至治愈。目前已停药，但需要密切监测病情以免复发。

（陈茹萱　黄　慧）

参考文献

[1] LUNDBERG I E, TJÄRNLUND A, BOTTAI M, et al. 2017 European League Against Rheumatism/American College of Rheumatology classification criteria for adult and juvenile idiopathic inflammatory myopathies and their major subgroups [J]. Ann Rheum Dis, 2017, 76(12): 1955-1964.

[2] MAMMEN A L, ALLENBACH Y, STENZEL W, et al. 239th ENMC International Workshop: Classification of dermatomyositis, Amsterdam, the Netherlands, 14-16 December 2018 [J]. Neuromuscul Disord, 2020, 30(1): 70-92.

[3] WU W, GUO L, FU Y, et al. Interstitial lung disease in anti-MDA5 positive dermatomyositis [J]. Clin Rev Allergy Immunol, 2021, 60(2): 293-304.

[4] 中国研究型医院学会呼吸病学专业委员会. 特发性炎性肌病相关间质性肺疾病诊断和治疗中国专家共识[J]. 中华结核和呼吸杂志，2022，45（7）：635-650.

[5] SASAI T, NAKASHIMA R, TSUJI H, et al. Long-term prognosis of antimelanoma differentiation-associated gene 5-positive dermatomyositis with interstitial lung disease [J]. J Rheumatol, 2023, 50(11): 1454-1461.

[6] LU X, PENG Q, WANG G. Anti-MDA5 antibody-positive dermatomyositis: pathogenesis and clinical progress [J]. Nat Rev Rheumatol, 2024, 20(1): 48-62.

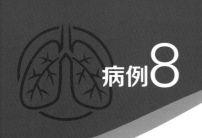

病例 8

系统性硬化症相关间质性肺疾病

入院病史

患者，女性，32岁，因"发现雷诺现象5年，活动后气短2年，加重1个月"就诊。

现病史：患者于2013年起逐渐出现面部、前胸、双上肢皮肤硬化，手指肿胀，伴雷诺现象，无明显咳嗽、活动后气短。2014年就诊我院皮肤科，查血常规、尿常规、肝肾功能、红细胞沉降率正常范围；抗核抗体谱：抗核抗体为均质斑点型1:640，抗Scl-70抗体强阳性，抗Ro-52抗体阳性；胸部高分辨率CT（图8-1A、B）：示以双下肺、胸膜下分布为主的磨玻璃影及细网格影，食管未见显著扩张；超声心动图：未见明显异常；诊断"系统性硬化症（皮肤受累、间质性肺疾病）"，予甲泼尼龙口服20mg qd，复甦片口服8片 tid，羟氯喹口服0.2g bid，他克莫司软膏外用。患者皮肤肿胀稍有改善，1个月后甲泼尼龙改为12mg qd，之后逐渐减量至8mg qd长期口服。2016年起患者逐渐出现快走后气短，日常活动不受限，伴轻度干咳，无明显反酸、烧心。2016年11月至皮肤科门诊复诊，复查血液化验大致同前，胸部CT（图8-1C、D）示肺间质病变较前加重，可见轻度食管扩张。肺功能检查示限制性通气功能障碍伴弥散功能减低：FEV_1/FVC 83.8%，FEV_1 1.60L（占预计值% 51.8%），FVC 1.90L（占预计值% 53.5%），TLC 3.37L（占预计值 67.8%），DL_{CO}占预计值% 48.6%。加用乙酰半胱氨酸口服，患者症状相对稳定。2018年4月着凉后出现气短、咳嗽加重，伴咳少量黄痰，无发热，皮肤硬肿较前明显，遂于 2018 年 5 月就诊我院呼吸科门诊。

其他病史：既往体健；无吸烟嗜好及特殊暴露史。

体格检查：体温正常，呼吸空气时 SpO_2 95%。面部、前胸、双上肢皮肤硬肿（紧张时部分皮肤发白），甲周可见陈旧性皮肤溃疡（图 8-2）。双下肺可闻及爆裂音，心律齐，腹软。双下肢无水肿。

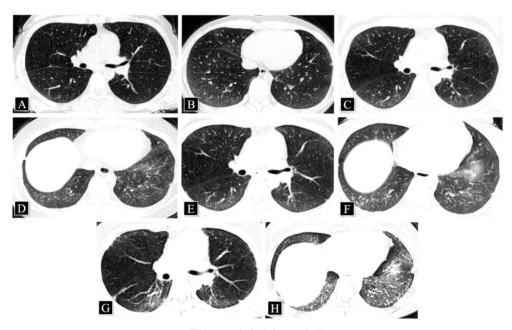

图8-1　患者胸部CT表现

注：A、B. 2014年7月，示以双下肺、胸膜下分布为主的磨玻璃影及细网格影；C、D. 2016年11月，示肺间质病变范围及程度较前明显，右肺体积较前缩小（膈肌位置升高），食管轻度扩张；E、F. 2018年5月，示肺间质病变较前有轻度加重；G、H. 2023年9月，肺间质病变较前明显，网格影区域内可见牵张性支气管扩张表现。

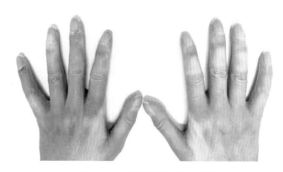

图8-2　患者双手皮肤表现

辅助检查

实验室检查：血常规、肝肾功能、C 反应蛋白、免疫球蛋白定量大致正常，抗中性粒细胞胞质抗体、类风湿因子阴性，痰培养（细菌、真菌、分枝杆菌）阴性。胸部 CT（图 8-1E、F）：示肺间质病变较前有所加重。肺功能：FEV_1/FVC 84.5%，FEV_1 1.41L（占预计值 % 46.5%），FVC 1.67L（占预计值 % 47.8%），TLC 3.04L（占预计值 % 61.2%），DL_{CO} 占预计值 % 36.4%。

诊　断

系统性硬化症，间质性肺疾病

治疗及随诊

将泼尼松加量至口服 60mg qd，羟氯喹改为吗替麦考酚酯 0.75g bid，患者活动后气短、咳嗽部分改善，皮肤较前部分变软，1 个月后复查胸部 CT 示磨玻璃影略有减少，泼尼松开始逐渐减量至 7.5mg qd 维持。2019 年 10 月因活动后气短加重、上肢皮肤硬肿加重就诊门诊，查血常规、肝肾功能、C 反应蛋白、红细胞沉降率正常范围，胸部 CT 较前相对稳定，将泼尼松加量至 30mg qd，联合他克莫司口服 1mg bid，1 个月后气短及皮肤症状有部分改善，泼尼松逐渐减量至 5mg qd，逐渐停用他克莫司，继续吗替麦考酚酯 0.75g bid。2022 年 4 月因咳嗽加重于外院查喉镜提示"反流性咽喉炎"，患者无明显反酸、呕吐症状，结合胸部 CT 可见食管增宽，考虑食管功能障碍、胃食管反流可能性大，加用兰索拉唑及伊托必利口服，嘱少食多餐。2023 年 9 月因活动后气短加重至呼吸科门诊及风湿免疫科门诊复诊，复查胸部 CT（图 8-1G、H）可见肺间质病变较前明显，网格影区域内可见牵张性支气管扩张，超声心动图未见肺动脉高压表现。加用尼达尼布口服 150mg bid 抗纤维化治疗。

本例分析及文献复习

系统性硬化症（SSc）是一种以皮肤增厚变硬为常见表现的自身免疫性疾病，曾称硬皮病（scleroderma）。除皮肤受累外，常见受累器官还包括肺、心血管、肾、消化道等，可以表现为间质性肺疾病（ILD）、肺动脉高压（PAH）、肾功能不全、食管运动功能障碍等，其中主要病理生理机制包括炎症、微血管病病变及成纤维细胞功能紊乱。SSc 的好发年龄为 45～65 岁，女性较男性好发，多数患者存在抗核抗体阳性（可为斑点型、着丝点型或核仁型），60%～80% 的患者可出现特异性抗体，包括抗 Scl-70 抗体、抗着丝点蛋白抗体和抗 RNA 聚合酶Ⅲ抗体，其中抗 Scl-70 抗体阳性率为 9.4%～42%，特异性高，与 SSc-ILD、病死率增高相关。

肺部是 SSc 常见且严重的受累脏器之一，常见病变类型为 ILD 和 PAH，两者约占 SSc 相关死亡因素的 60%；还可以出现食管功能障碍相关的吸入性肺炎、胸膜病变、恶性肿瘤等。有文献报道，35%～52% 的 SSc 患者可并发 ILD，相关危险因素包括男性、非裔美国人、吸烟史、弥漫皮肤型 SSc、抗 Scl-70 抗体阳性、肌酸激酶升高及心脏受累。ILD 常见于 SSc 病程的早期（起病 5 年内），可隐匿起病，常见的临床表现为活动后气短、干咳，肺功能提示限制性通气功能障碍伴弥散功能减低，病情逐渐进展。最常见的 ILD 形态学类型为非特异性间质性肺炎（NSIP），也可见普通型间质性肺炎（UIP）等其他类型。所有 SSc 患者（尤其是抗 Scl-70 抗体阳性的患者）均建议在诊断后进行 ILD 相关筛查（首选胸部高分辨率 CT），以早期诊断、早期干预。

对于因 ILD 就诊呼吸科的患者，需要注意识别 SSc 的相关皮肤表现及其他脏器受累表现，并完善自身抗体检测。SSc 的常见皮肤表现包括雷诺现象、肢端及面部肿胀伴皮肤逐渐增厚，起初手指发亮、紧绷，皮肤褶皱消失、汗毛稀疏，逐渐向近端发展，后期可出现面具样面容、口唇变薄、鼻端变尖等，受累皮肤可有色素脱失和色素沉着交替的现象（胡椒盐征）。部分患者可出现皮肤溃疡、坏死，常累及指尖、关节伸面及易摩擦部位，可出现凹陷性瘢痕、皮下钙化、关节挛缩。毛细血管扩张、甲襞毛细血管异常也是 SSc 的常见皮肤表现。

本例患者为青年女性，以典型皮肤表现起病，抗 Scl-70 抗体阳性，SSc 诊断明确。患者起病时无明显呼吸系统症状，行胸部高分辨率 CT 筛查可见肺内轻度间质病变，表现为 NSIP 型，可符合 SSc-ILD。后续病程中患者 ILD 逐渐进展，肺功能呈逐渐加重的限制性通气功能障碍伴弥散功能减低，胸部 CT 示网格影范围及程度逐渐加重，其内可见牵张性（细）支气管扩张形成，肺纤维化成分逐渐增多。其他重要脏器受累方面，患者存在食管扩张，虽然反酸症状不明显，喉镜可见反流性咽喉炎，提示存在食管功能障碍；尿常规、肾功能、超声心动图等检查未见明确肾脏、心血管受累表现。

SSc 的疾病表现存在高度异质性，其治疗策略需要根据患者受累脏器、严重程度、病程等综合制订。一般治疗方面，SSc 患者需戒烟，注意保暖，减少雷诺现象的发作；肢体适当康复锻炼，警惕关节挛缩、肢体功能障碍；少食多餐，均衡营养，避免反流、误吸；低氧患者接受氧疗等。由于糖皮质激素的应用与 SSc 肾危象（SRC）的发生风险增加相关，对于 SSc 患者应谨慎把握糖皮质激素的使用指征，尤其是大剂量糖皮质激素。若因病情需要，确实需要大剂量糖皮质激素治疗时，建议要密切监测血压、肾功能，一旦出现血压升高，尽早糖皮质激素减量、密切监测下积极加用糖皮质激素，并肾内科联合就诊指导治疗；一旦出现肾危象，需要积极降压、必要时的肾脏替代治疗。此外，SSc 患者皮肤改变的早期（肿胀期、炎症期）通常对糖皮质激素反应良好，但对硬化期及萎缩期疗效欠佳。

SSc-ILD 的治疗方面，对于亚临床、轻症或稳定期患者，可予密切观察及随访，需要评估是否存在胃食管反流和 / 或 PAH 相关的呼吸系统症状。SSc-ILD 的一线治疗药物为吗替麦考酚酯（MMF），也可以选择环磷酰胺（CYC）。MMF 较

CYC 疗效相当，副作用更小，但起效稍慢；以 CYC 作为诱导缓解药物的病例在病情缓解后常改为硫唑嘌呤维持。对于炎症浸润为主型的 ILD 病例（影像学见新发磨玻璃影或病变快速进展，除外感染、肺水肿等其他病因），尤其伴有全身病情进展（如皮肤硬肿加重、炎症指标升高等）表现时，可以考虑应用糖皮质激素联合免疫抑制剂；常规治疗效果不佳或无法耐受的病例，尤其是处于早期、炎症期的病例，亦可考虑托珠单抗或利妥昔单抗治疗。对于无法耐受免疫抑制治疗，或经充分免疫抑制治疗仍出现肺纤维化病变进展的 SSc-ILD 患者，建议加用抗纤维化药物尼达尼布治疗。肺纤维化进展到终末期的患者，则推荐至肺移植中心评估肺移植的时机。

本例患者在病程早期以皮肤病变为主要表现，就诊皮肤科，接受中等剂量糖皮质激素、羟氯喹治疗，皮肤病变有所改善。患者逐渐出现呼吸系统症状，无明确胃食管反流及 PAH 表现，评估 ILD 进展，伴皮肤硬肿加重，考虑整体病情活动，无明显肾脏受累表现，予大剂量糖皮质激素联合 MMF 后病情稳定。小剂量糖皮质激素联合 MMF 维持期间病情波动，伴皮肤硬肿加重，予糖皮质激素加至中等剂量并联合他克莫司后病情稳定，后续继续小剂量糖皮质激素联合 MMF 维持。近期因患者出现肺纤维化且病情进展，加用尼达尼布口服治疗。

专家点评

系统性硬化症是结缔组织疾病中很容易合并间质性肺疾病的疾病，近来的国内外专家共识／指南建议，在诊断系统性硬化症后常规筛查是否合并间质性肺疾病：首选胸部高分辨率 CT。系统性硬化症相关性间质性肺疾病患者的异质性很大，部分还可以合并炎性肌病；常可以并发食管扩张、反流性食管炎、肺动脉高压；间质性肺疾病的类型以非特异性间质性肺炎型多见，部分可以呈现普通型间质性肺炎型、机化性肺炎型。因此，对于系统性硬化症相关性间质性肺疾病患者要个体化评价间质性肺疾病，包括胸部 CT 的形态学类型、肺功能程度（肺功能检查、指氧饱和度、6 分钟步行试验等）、进展速度，以及是否合并肺动脉高压（建议用超声心动图初筛）、食管扩张、生育需求等后来综合制订治疗如下方案。

1．免疫抑制剂：推荐环磷酰胺、吗替麦考酚酯，建议根据患者生育需求、经济情况以及不良反应的耐受程度而定。

2．糖皮质激素：若炎症状态明显、间质性肺疾病以富细胞型间质性肺疾病为主或近期有进展，建议密切监测下予以中等量糖皮质激素，并在病情改善后尽快减量。

3．抗白介素-6 治疗：近期临床研究提示，长期托珠单抗治疗能使系统性硬化症相关性间质性肺疾病患者获益，并在近期的国际指南中作为系统性硬化症相关性间质性肺疾病患者的一线推荐治疗选择。我们认为，需要在评估患者病情程度、经济情况以及常规治疗（糖皮质激素联合免疫抑制剂）疗效欠佳时尝试。

4．抗纤维化药物：已有临床试验证实尼达尼布等抗纤维化治疗系统性硬化症相关性间质性肺疾病的疗效和安全性；对于呈现纤维化性间质性肺疾病的系统性硬化症患者，建议在原有的免疫抑制剂和 / 或糖皮质激素基础上加用抗纤维化药物。

5．积极治疗合并症、并发症，有助于改善患者预后；对于终末期肺纤维化患者，推荐肺移植。本例患者有典型的皮肤病变，早期有抗 Scl-70 抗体阳性，后来出现间质性肺疾病并逐渐加重，虽对于糖皮质激素和多种免疫抑制剂有一定疗效，但在治疗降阶梯后间质性肺疾病呈现缓慢进展，近期出现牵张性支气管扩张的表现，并已加用尼达尼布抗纤维化治疗。

（陈茹萱　黄　慧）

参考文献

[1] RAHAGHI F F, HSU V M, KANER R J, et al. Expert consensus on the management of systemic sclerosis-associated interstitial lung disease [J]. Respir Res, 2023, 24(1): 6.

[2] KUWANA M, BANDO M, KAWAHITO Y, et al. Identification and management of connective tissue disease-associated interstitial lung disease: evidence-based Japanese consensus statements [J]. Expert Rev Respir Med, 2023, 17(1): 71-80.

[3] 邹和建，朱小霞，戴生明，等. 系统性硬化病诊疗规范[J]. 中华内科杂志，2022，61（8）：874-882.

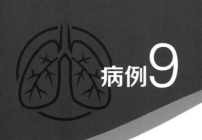

病例9

类风湿关节炎相关气道病变

入院病史

患者，女性，75岁，因"多关节肿痛16年，咳嗽3年，再发1年"就诊。

现病史：患者于2007年起出现全身多关节肿痛，完善相关检查诊断为"类风湿关节炎"，具体不详，服用雷公藤多苷及来氟米特治疗，症状控制可。2020年因咳嗽于外院住院诊治，查抗环瓜氨酸肽（CCP）抗体阳性，类风湿因子（RF）正常范围，胸部CT示双肺多发斑片状实变影（具体不详），诊断"机化性肺炎"，予甲泼尼龙静脉滴注40mg qd，1周左右改为口服，复查胸部CT示肺部病变明显吸收，之后糖皮质激素逐渐减量至泼尼松5mg qd长期维持，联合雷公藤多苷20mg tid，患者症状缓解。2022年6月再次出现咳嗽，轻度活动后气短，无发热、咳痰、关节肿痛。2022年9月就诊我院风湿免疫科门诊，查血常规、肝肾功能、免疫球蛋白定量正常范围；超敏C反应蛋白30.52mg/L，红细胞沉降率34mm/h，胸部CT（图9-1A～C）示双肺多发斑片影及网格影，以胸膜下为著，双肺细支气管炎样改变，部分细支气管扩张，可见树芽征（图9-1D）。考虑肺部感染不除外，建议就诊呼吸科。患者于2023年5月在外院呼吸科行CT引导下肺穿刺活检，病理示"肺间质内淋巴细胞及浆细胞浸润，未见瘤细胞"（具体不详），糖皮质激素加至泼尼松10mg qd。患者仍有干咳、活动后气短，无发热、关节肿痛。为进一步诊治于2023年5月15日就诊我院呼吸科门诊。

其他病史：胃食管反流病多年，间断服用奥美拉唑，症状控制可；高血压病史；无吸烟嗜好及特殊暴露史。

体格检查：体温正常，呼吸频率 20 次 / 分，呼吸空气时 SpO$_2$ 93%。周身未见皮疹。双肺可闻及干鸣音，双肺底可闻及细湿啰音。心律齐，腹软。各关节无红肿、压痛，活动不受限，双下肢无水肿。

辅助检查

实验室检查：血常规、肝肾功能、超敏 C 反应蛋白、红细胞沉降率、免疫球蛋白定量正常范围；RF 82.2IU/ml，抗 CCP 抗体 116IU/ml，抗核周因子抗体、抗角蛋白抗体阳性；抗核抗体谱、抗中性粒细胞胞质抗体、1,3-β-D- 葡聚糖试验、曲霉半乳甘露聚糖试验阴性。胸部高分辨率 CT（HRCT）：示双肺近胸膜的斑片实变影吸收，双下肺细支气管炎较前无好转；肺功能：阻塞性通气功能障碍，FEV$_1$/FVC 69.54%，FEV$_1$ 1.32L（占预计值 % 72%），FVC 1.90L（占预计值 % 85%）；残气量增高，RV 2.97L（占预计值 % 142%），TLC 4.92L（占预计值 % 103%），RV/TLC 60.38%；弥散功能正常范围，DL$_{CO}$ 占预计值 % 81%。

诊　断

类风湿关节炎，间质性肺疾病，弥漫性细支气管炎

治疗及随诊

予布地奈德福莫特罗（160μg/4.5μg）1 揿 bid，以及莫西沙星口服 2 周经验性抗感染治疗，继续口服泼尼松及雷公藤多苷。1 个月后门诊复诊，患者咳嗽、气短症状较前明显减轻，呼吸空气时 SpO$_2$ 95%，肺部听诊无明显干鸣音。

复查胸部高分辨 CT（图 9-1E～G）：肺间质病变及细支气管炎样改变均较前好转；复查肺通气功能（2023 年 6 月）：FEV$_1$/FVC 76.14%，FEV$_1$ 1.65L（占预计值 % 103%），FVC 2.16L（占预计值 % 109%）。遂继续吸入布地奈德福莫特罗，并加用阿奇霉素口服 250mg qod（维持原有的口服泼尼松 10mg qd 及雷公藤多苷 20mg tid）。2023 年 10 月门诊复诊，临床症状稳定，日常活动无明显气短，复查胸部 HRCT（图 9-1H）示细支气管炎样改变较前明显改善。

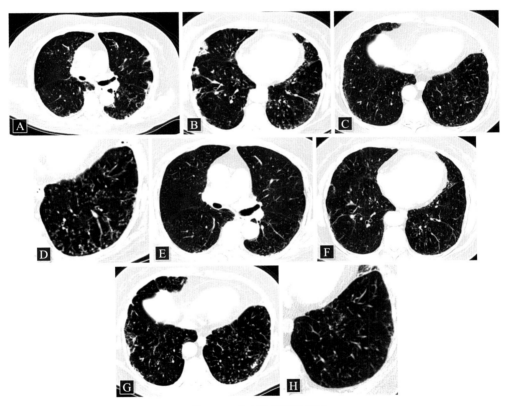

图9-1　患者胸部CT表现

注：A～D. 2022年12月，示双肺多发斑片影及网格影，以胸膜下为著，双肺细支气管炎样改变，部分细支气管扩张、可见树芽征；E～G. 2023年6月，肺间质病变较前明显改善，细支气管病变较前部分改善；H. 2023年10月，细支气管病变较前明显改善。

本例分析及文献复习

类风湿关节炎（RA）累及肺部表现多样，包括间质性肺疾病（ILD）、胸膜病变（胸膜增厚和／或胸腔积液）、类风湿结节、气道病变（AD）、肺血管病变（肺动脉高压、肺泡出血等）等。RA-AD 主要表现为环杓关节炎、支气管扩张、弥漫／多发细支气管炎。随着胸部 HRCT 应用的推广，更多无明显临床症状的 RA-AD 被诊断。有报道，多达 60% 的 RA 患者存在 AD，其发生率随着 RA 病程的延长而增加，年龄、高效价的 RF 和抗 CCP 抗体是潜在的危险因素。有文献报道 RA-AD 与 RA-ILD 的发病危险因素不同，多因素回归分析提示与性别、吸烟史相关性不大。

环杓关节存在滑膜组织，出现关节炎后可表现为声音嘶哑、咽痛、吞咽困难，部分患者可出现喉鸣音，双侧环杓关节受累可引起呼吸困难、上气道梗阻。

RA 患者支气管扩张的患病率为 12% ~ 40%，其发病机制可能为 RA 相关的炎症累及气道，同时 RA 治疗引起的免疫抑制状态导致患者容易反复继发感染，进一步促进支气管扩张的形成和发展。主要临床表现为慢性咳嗽，可伴有咳痰、气短，部分患者无明显临床症状。胸部 HRCT 上支气管扩张的相关表现包括支气管管壁增厚、管腔增宽，可呈柱状扩张、囊状扩张或曲张形扩张，可表现为"轨道征""印戒征"，支气管腔内可填充黏液栓，囊状扩张腔内可出现液平；如果支气管周围出现树芽征、磨玻璃样渗出影或实变影，提示可能合并急性感染。需要注意的是，RA-ILD 中纤维化型 ILD 可在网格影区域内出现牵张性支气管扩张，其机制为细支气管壁受周围结缔组织牵拉引起管腔扩张和扭曲，不伴有管壁增厚、黏液栓、树芽征等经典支气管扩张的相关表现，需要进行鉴别。

RA 相关的细支气管炎主要分为滤泡性细支气管炎和缩窄性细支气管炎，也有弥漫性泛细支气管炎的病例报道。结缔组织病是滤泡性细支气管炎的常见病因，尤其多见于 RA 和干燥综合征，其组织病理特征为细支气管壁淋巴样滤泡增生伴反应性生发中心形成，预后较好。滤泡性细支气管炎的常见影像学表现包括小叶中心性结节伴树芽征、细支气管管壁增厚伴管腔扩张、可有黏液栓填充，部分患者可出现空气潴留征，可伴有间质淋巴组织增生引起的小叶间隔及支气管血管束增厚表现。缩窄性细支气管炎又称闭塞性细支气管炎，其组织病理特征为细支气管壁炎症及纤维化表现，引起细支气管管腔显著狭窄甚至闭塞，患者可出现严重呼吸衰竭，预后较差。缩窄性细支气管炎的主要影像学表现为肺组织过度充气、马赛克征，配合呼气相 CT 更有助于识别气体潴留区，可伴有细支气管管壁扩张及管腔扩张，树芽征相对少见，主要见于继发感染的病例。需要注意的是，部分治疗 RA 的药物也可能引起药物性细支气管炎，如柳氮磺吡啶、利妥昔单抗等，应结合病史尽早识别。

RA-AD 患者的肺功能检查可存在通气功能障碍，其中环杓关节受累可表现为胸廓外大气道梗阻型流量 – 容积曲线，即吸气流量受限为著、吸气相流量可呈平台样改变；对于支气管扩张及细支气管炎病例，可表现为经典阻塞性通气功能障碍，即呼气相降支向容量轴凹陷，FEV_1/FVC 下降，可伴有 FEV_1 下降；存在气体潴留的细支气管炎患者可出现残气量增多及残总比升高。

本例患者 RA 病史多年，3 年前曾有机化性肺炎，大剂量糖皮质激素治疗后好转；近 1 年再发咳嗽，伴气短，无明显发热、咳痰，查体可闻及哮鸣音及肺底细湿啰音，胸部 HRCT 示轻度 ILD 合并明显细支气管炎改变，肺功能检查示阻塞性通气功能障碍、残气量增高，肺总量及弥散功能正常范围。结合 CT 广泛细支气管管壁增厚、管腔扩张及树芽征表现，考虑滤泡性细支气管炎可能性大，后续良好的治疗反应也支持滤泡性细支气管炎的诊断。

RA-AD 的治疗与 RA-ILD 类似，需要对 RA 整体病情活动度及 AD 病情分别进行评估。如果 RA 整体病情存在活动表现，如关节肿痛、炎症指标升高、RF 及抗 CCP 抗体效价升高，需要加强免疫抑制治疗强度，包括增加糖皮质激素的剂量、选用更强的免疫抑制剂、加用生物制剂等，联合支气管扩张剂、化痰等对症支持治疗。本例患者就诊我科门诊时关节症状不明显，炎症指标正常范围，考虑 RA 整体病情尚平稳，维持原免疫治疗方案；针对双下肺的弥漫性细支气管炎，加用吸入糖皮质激素及支气管扩张剂后症状改善，胸部 CT 和肺功能亦有改善；后续加用小剂量、长疗程大环内酯类抗生素，病情得到进一步改善。

专家点评

结缔组织病呼吸系统受累包括累及胸膜、气道、肺血管、肺实质等多个部位，但不同的结缔组织病累及呼吸系统的部位不同。例如，胸膜病变以系统性红斑狼疮、RA 为主，累及气道则以干燥综合征、RA 常见。RA 气道受累主要表现为环杓关节炎、支气管扩张、弥漫 / 多发细支气管炎；且常同时伴随着其他呼吸系统受累，尤其是间质性肺疾病。随着对于结缔组织病相关性间质性肺疾病的关注和认识，往往会忽视 RA 气道病变；而对于 RA 相关性弥漫性细支气管炎，以滤泡性细支气管炎为主，治疗上吸入糖皮质激素和长期、小剂量口服大环内酯类药物可能比大剂量口服糖皮质激素、强有力免疫抑制剂更好。正如本例患者，经过强化糖皮质激素和免疫抑制剂治疗后，间质性肺疾病明显改善，但弥漫性细支气管炎则在吸入糖皮质激素后才明显好转。此外，对于 RA 相关性弥漫性细支气管炎还需要警惕合并感染的可能，故建议常规完善呼吸道病原学检测并针对性治疗。

（陈茹萱　黄　慧）

参考文献

[1] GRONER L K, GREEN D B, WEISMAN S V, et al. Thoracic manifestations of rheumatoid arthritis [J]. Radiographics, 2021, 41(1): 32-55.

[2] ESPOSITO A J, CHU S G, MADAN R, et al. Thoracic manifestations of rheumatoid arthritis [J]. Clin Chest Med, 2019, 40(3): 545-560.

[3] KURATA I, TSUBOI H, TERASAKI M, et al. Effect of biological disease-modifying anti-rheumatic drugs on airway and interstitial lung disease in patients with rheumatoid

arthritis [J]. Intern Med, 2019, 58(12): 1703-1712.

[4]　WILCZYNSKA M M, CONDLIFFE A M, MCKEON D J. Coexistence of bronchiectasis and rheumatoid arthritis: revisited [J]. Respir Care, 2013, 58(4): 694-701.

[5]　MORI S, KOGA Y, SUGIMOTO M. Different risk factors between interstitial lung disease and airway disease in rheumatoid arthritis [J]. Respir Med, 2012, 106(11): 1591-1599.

难治性结节病

入院病史

患者，男性，42 岁，因"间断心悸 12 年，发现颈部肿物 7 年，再发 4 个月"就诊。

现病史：患者 2008 年 1 月无诱因出现心悸，心率达 200 次 / 分，伴大汗，无晕厥、胸痛，外院考虑"室性心动过速"，予射频消融、间断口服倍他乐克（美托洛尔）。于 2010 年 2 月、2012 年 5 月再次发作，症状同前，予射频消融治疗后病情稳定。2013 年 6 月患者出现左颈部肿痛，局部皮温不高、无压痛，否认咳嗽、咯血等，就诊我院，查血常规、肝肾功能及电解质、血清肿瘤标志物、红细胞沉降率、C 反应蛋白、抗核抗体谱、结核分枝杆菌 T 细胞斑点试验均正常；血管紧张素转换酶（ACE）101U/L（正常值＜ 68U/L）；颈部超声：左侧锁骨上淋巴结肿大，回声不均，皮髓质分界不清；胸腹部 CT：右上叶后段团片影，双上肺为主的双肺弥漫性小结节影，伴有纵隔、肺门淋巴肿大（图 10-1A、B）；颈部淋巴结活检病理：上皮样细胞肉芽肿，未见坏死，抗酸染色、PAS 染色、六胺银染色均阴性。进一步完善支气管镜检查：气管、左主支气管黏膜多发小结节，活检病理：黏膜慢性炎，多发上皮样细胞肉芽肿，未见坏死，抗酸染色、PAS 染色、六胺银染色均阴性。考虑结节病，予泼尼松口服 40mg qd，1 个月后逐渐减量，颈部淋巴结及肺部阴影明显改善，于 2017 年 4 月停用。未再有心悸发作，间断复查胸部 CT 提示相对平稳（末次为 2019 年 3 月，图 10-1C、D）。患者

2019 年 11 月起再次出现间断心悸,心率 135 次 / 分左右,复查心电图:频发室性期前收缩;24 小时动态心电图:频发室性期前收缩,短阵室性心动过速。遂于 2020 年 3 月 12 日再次就诊我院。

其他病史:高血压病,口服缬沙坦控制;余无特殊。

体格检查:体温 36.1℃,血压 134/82mmHg,心率 101 次 / 分,SpO$_2$ 98%。全身浅表淋巴结无肿大。双肺未闻及干湿啰音,心律不齐,各瓣膜听诊区未闻及杂音,腹软,双下肢无水肿。

辅助检查

实验室检查:血常规、血生化、心肌酶、红细胞沉降率、C 反应蛋白均正常;ACE 97U/L。超声心动图:左心房增大(前后径 40mm),左心室收缩功能正常(射血分数 55%),左心室下后壁及侧壁基部心内膜回声增强,运动明显减弱;胸部 CT 平扫(图 10-1E、F):右上叶后段斑片索条影较前稍有进展,余较

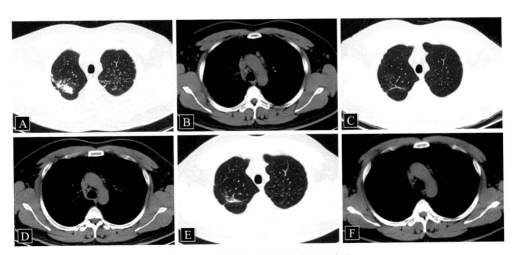

图 10-1 患者治疗前后胸部CT变化

注:A、B. 右上叶后段团片影,双上肺弥漫性淋巴管周边小结节影,伴有纵隔多发肿大淋巴结;C、D. 双肺阴影较前明显吸收,纵隔肿大淋巴结较前明显缩小;E、F. 右上叶斑片索条影较前增大,双上肺多发小结节影,纵隔淋巴结肿大较前变化不大。

前变化不大；心脏增强 MRI：室间隔心肌不均匀增厚，左心室下侧壁基底段及中间段运动减弱，左心室心内膜下静息首过灌注减低伴心肌多发片状延迟强化，考虑结节病心脏受累或缺血性改变；冠状动脉 CT 成像：冠状动脉未见明确狭窄。

诊　断

结节病（颈部淋巴结、肺及心肌受累）

治疗及随诊

2020 年 3 月予美托洛尔口服 47.5mg qd，心悸改善不明显。2020 年 4 月加用泼尼松口服 50mg qd（3 周后规律减量），联合甲氨蝶呤口服 12.5mg qw。1 个月后患者自觉症状明显减轻，复查 24 小时动态心电图：示频发室性期前收缩、短阵室性心动过速较前明显改善。末次随诊时患者口服泼尼松 5mg qd、甲氨蝶呤 12.5mg qw，无明显不适。

本例分析及文献复习

结节病是一种原因不明的以非干酪样坏死性上皮样细胞肉芽肿为病理特征的系统性肉芽肿性疾病，可累及全身各个器官。多数结节病呈亚急性或慢性过程，少数急性起病，部分以肺外组织或器官受累为主要临床表现，呼吸系统方面多表现为干咳、胸闷、气短、胸痛等，可伴乏力、低热、体重下降、盗汗等非特异性症状。结节病主要诊断依据为：①具有相应的临床和 / 或影像学特征。②组织学显示非干酪样坏死性上皮样细胞肉芽肿。③除外有相似的组织学或临床表现的其他疾病。本例患者为青年男性，以复发性室性心律失常起病，后出现颈部肿物、肺部阴影，颈部淋巴结活检、支气管黏膜活检病理回报上皮样细胞肉芽肿、未见坏死，考虑结节病诊断较为明确。

结节病以肺及胸内淋巴结最易受累，肺外表现中以皮肤受累最为常见（15%~25%），其次为肝或胃肠道、眼、肾、神经系统、心脏（2%）及肌肉骨骼系统。本例患者存在颈部淋巴结、肺及心脏受累，其中心脏受累尤为突出。心脏结节病罕见，且其临床表现多种多样，并不具有特异性，约25%患者可无明显临床表现，容易被患者、临床医师忽视，但心脏结节病是患者预后不良的重要因素，应引起临床医师高度重视。如本例患者一样，以复发性室性心律失常为首发症状时，更容易被漏诊、误诊；且在肺结节病诊断明确后，并未意识到病初的复发性心律失常与肺结节病之间的关系，故而在肺结节病控制后停用糖皮质激素治疗，心律失常复发。

结节病心脏受累大致分为如下 3 种情况：①心肌肉芽肿性病变，是经典的心脏结节病的病理表现，又称心脏结节病，以左心室游离壁和室间隔受累多见；常引起心脏传导阻滞、心律失常、充血性心力衰竭、猝死等表现；猝死是广泛的心肌肉芽肿性炎引起的严重室性心律失常所致。② 4 期肺结节病引起的肺纤维化继发或肉芽肿性肺动脉炎直接导致的肺动脉高压，继而引起右心功能不全。③结节病性炎症或糖皮质激素治疗的不良反应等导致动脉硬化、缺血性心肌病。

为了尽早发现心脏结节病、改善这类患者的预后，自 2019 年以来的中外专家们更新的结节病诊疗共识、指南中，一致认为在诊断肺结节病后需要常规进行心脏结节病的筛查。若无明确心脏病相关的临床表现，建议常规筛查心电图；若心电图有异常，或患者有心悸、气短等心脏疾病相关的临床表现，建议进一步完善超声心动图、24 小时动态心电图检查，若提示有心肌病变、心律失常，则建议完善心脏增强 MRI 或 PET/CT（MRI 检查有禁忌时）检查。本例患者若能在2013 年诊断肺结节病时常规进行心脏结节病的筛查，很可能避免室性心律失常的复发。确诊心脏结节病需心内膜下心肌活检病理检查，本例患者是确诊的肺结节病患者，同时有复发性室性期前收缩、阵发性室性心动过速等心律失常，超声心动图及心脏 MRI 符合心脏结节病的典型表现，可临床诊断为心脏结节病。

对于存在心脏受累的结节病，治疗方面建议应用系统性糖皮质激素治疗；激素治疗不能控制疾病进展、减量后复发时建议联合免疫抑制剂治疗，而甲氨蝶呤是首选的免疫抑制剂；若仍无效、反复复发，可以考虑抗肿瘤坏死因子或其受体的生物制剂的治疗。另外，也要针对心脏病情况进行专科治疗，如抗心律失常药物、消融治疗、植入型心律转复除颤器（ICD）植入术等。对于复发性室性心律失常患者，若经糖皮质激素、免疫抑制剂以及抗心律失常等药物治疗无效，建议可以尝试射频消融治疗；对于药物和心脏介入治疗的终末期患者，可以考虑心脏移植。本例患者在接受糖皮质激素联合甲氨蝶呤、美托洛尔等药物治疗后控制良好，遂暂不予消融、ICD 植入等心脏介入治疗。

专家点评

结节病是系统性肉芽肿性疾病，呼吸系统是常见的受累器官；但随着对结节病的进一步认识，肺外组织、脏器受累并不少见。近来国内外专家尤其关注肺外组织 / 脏器受累的筛查、监测和治疗，并建议对于初诊的结节病患者要常规筛查眼、肝脏、肾脏、心脏等重要脏器受累的情况。随着心内科医师对于结节病诊断、治疗方面的关注，近年来心脏结节病的诊断评价、治疗策略等方面进一步规范，并有了很大进展：推荐心电图作为常规筛查项目→若有心律失常则建议开展超声心动图、动态心电图检查→若有心肌病变、明确的心律失常，则建议开展心脏增强 MRI、心内膜下心肌活检等来确定是否存在心脏结节病。对于心脏结节病，需要心内科医师和呼吸科医师联合处理：呼吸科医师主管结节病的系统性治疗：糖皮质激素和 / 或免疫抑制剂的使用，整体把握结节病治疗；而心内科医师则主管心脏结节病带来的心律失常（包括药物治疗和介入治疗）、心功能不全等治疗。难治性心脏结节病可以考虑抗肿瘤坏死因子等生物制剂，终末期心脏结节病患者可以考虑心脏移植。本例患者以心律失常并接受介入治疗起病，初始因结节病的肺部表现并不明显而被忽视（患者起病阶段也是大家对心脏结节病认识不足的年代），后因出现浅表及胸内淋巴结肿大、肺内阴影，经病变部位活检后诊断结节病，但因患者在诊断结节病时心脏病变表现不明显而未被关注心脏受累问题。在诊断胸内结节病并予以中等量糖皮质激素口服后胸内结节病得以控制、心脏结节病表现也不明显。但在糖皮质激素停用后心律失常再次明显，伴有胸内结节病复发；然后在心内科和呼吸科医师的共同努力下明确了结节病心肌病变，强化糖皮质激素和免疫抑制剂以及抗心律失常药物治疗后，结节病病情得以全面控制（包括肺和心脏结节病）。

（石钰洁　邵　池　黄　慧）

参考文献

[1] 中华医学会呼吸病学分会间质性肺疾病学组，中国医师协会呼吸医师分会间质性肺疾病工作委员会. 中国肺结节病诊断和治疗专家共识[J]. 中华结核和呼吸杂志，2019，42（9）：685-693.

[2] 孙宇新，李珊，邵池，等. 心脏结节病诊治进展[J]. 中华结核和呼吸杂志，2019，42（10）：771-776.

[3] CROUSER E D, MAIER L A, WILSON K C, et al. Diagnosis and detection of sarcoidosis. An Official American Thoracic Society Clinical Practice Guideline [J]. Am J Respir Crit Care Med, 2020, 201(8): e26-e51.

[4] THILLAI M, ATKINS C P, CRAWSHAW A, et al. BTS Clinical Statement on pulmonary sarcoidosis [J]. Thorax, 2021, 76(1): 4-20.

[5] BAUGHMAN R P, VALEYRE D, KORSTEN P, et al. ERS clinical practice guidelines on treatment of sarcoidosis [J]. Eur Respir J, 2021, 58(6): 2004079.

全肺灌洗联合重组人粒细胞-巨噬细胞集落刺激因子吸入治疗成人难治性肺泡蛋白沉积症

入院病史

患者，女性，47岁，因"咳嗽、咳痰、活动后气短3个月"就诊。

现病史：患者2010年5月无诱因出现咳嗽、咳痰，为白色泡沫样痰，无发热、憋气等不适。就诊外院，先后予头孢他啶、左氧氟沙星抗感染，口服糖皮质激素抗"过敏"治疗，症状无改善。2010年7月出现活动后气短，上2层楼即有喘息，平地步行及日常家务劳动不受限，咳嗽、咳痰同前。遂就诊外院，查变应原：阴性；痰培养：草绿色链球菌、奈瑟菌；胸部CT：双肺磨玻璃样片状模糊影，可见斑点致密影及囊状影；先后予阿奇霉素、红霉素治疗，患者自觉咳嗽稍减轻，余无改善。2010年8月26日就诊我科门诊，完善胸部CT：见双肺透过度减低，弥漫分布斑片样磨玻璃影，部分呈网格样改变，双下肺背段为著。考虑"间质性肺疾病"，为进一步诊治收入病房。3~4年前有右侧近端指间关节疼痛及肿胀，否认口干、眼干、皮疹、光过敏、雷诺现象、口腔及外阴溃疡。

其他病史：既往体健，否认吸烟史及职业性粉尘接触史。

体格检查：SpO_2 90%，浅表淋巴结无肿大。双下肺可闻及湿啰音，心脏、腹部查体大致正常，双下肢无水肿。

辅助检查

实验室检查：肝肾功能大致正常；LDH 195U/L；动脉血气分析（鼻导管 2L/min）：pH 7.40，$PaCO_2$ 33.9mmHg，PaO_2 85.3mmHg，HCO_3^- 20.8mmol/L。胸部高分辨率 CT（HRCT）：双肺弥漫分布磨玻璃影，部分呈网格样改变，双下肺实变渗出影，符合典型肺泡蛋白沉积症（PAP）铺路石样改变（图 11-1A）；肺功能：FEV_1/FVC 90.94%，FVC 2.14L，FVC 占预计值 % 71.4%，TLC 3.39L，TLC 占预计值 % 71.0%，DL_{CO} 占预计值 % 39.5%，限制性通气功能障碍伴弥散功能减低。电子支气管镜：镜下大致正常，支气管肺泡灌洗液（BALF）：乳白色；病原学均阴性；病理：PAS 染色见过量嗜伊红性细颗粒状脂蛋白性物质沉聚，病变符合 PAP；经支气管镜肺活检（TBLB）病理：肺泡腔和细支气管腔内充满嗜酸性颗粒沉积物，PAS 染色呈亮粉红色，符合 PAP。

诊　断

肺泡蛋白沉积症（PAP）

治疗及随诊

患者于 2010 年 9 月 16 日在全麻下行第一次双侧序贯全肺灌洗（WLL），灌洗液为米汤样黄色浑浊液体（左侧灌入 8000ml，回收 7500ml，右侧灌入 9000ml，回收 8880ml）（图 11-2）；在 1 年时间内症状、$P_{(A-a)}O_2$、肺内病变（图 11-1B）均得到改善。2011 年 9 月再次出现咳嗽、活动后呼吸困难；PaO_2 42mmHg，需鼻导管吸氧 7L/min 纠正低氧血症；遂于 2011 年 10 月行第二次 WLL。但病情无明显好转，2011 年 11 月再次行第三次 WLL。2012 年 1 月患者在感冒后病情第三次复发，考虑 WLL 治疗效果有限，采用血浆置换行替代治疗，因此在 2012 年 2 月行第四次 WLL，后 2 周内行 5 次血浆置换治疗，置换量 2.5L；患者症状和影像学较前好转。2012 年 5 月患者病情再次反复（图 11-1C），需鼻导管吸氧 8 ~ 9L/min 支持；经我院伦理委员会批准，予患者外源性重组人粒细胞 – 巨噬细胞集落刺激因子（GM-CSF）吸入，联合 WLL 共同治疗，2012 年 6 月 1 日 WLL 治疗后予 GM-CSF 吸入（150μg bid × 8 天，停用 6 天），在接下来的 3 个月内每两周重复一次。2012 年 9 月随诊时，患者无呼吸困难；复查 PaO_2 68mmHg；胸部 CT 显著改善（图 11-1D、E），无明显不良反应。继续吸入 GM-CSF（150μg qd × 8 天，每两周重复）6 个月。门诊规律随诊，肺功能改善（2019 年 9 月）：FEV_1/FVC 81.98%，FVC 2.22L，FVC 占预计值 % 80.1%，TLC 3.68L，TLC 占预计值 % 77.1%，DL_{CO} 67.4%；症状及影像学（图 11-1F）稳定；PAP 未再复发，生活可自理。

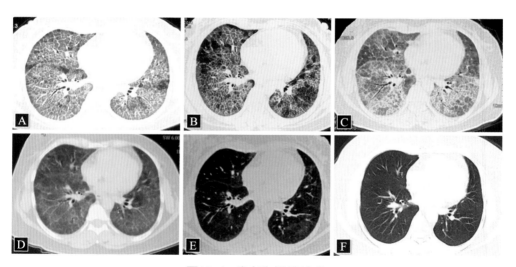

图11-1　患者胸部CT变化

注：A. 确诊肺泡蛋白沉积症时（2010年9月10日），双肺弥漫性磨玻璃影，病变与正常肺组织分界清楚（地图征），叠加小叶间隔增厚（铺路石征）；B. 第一次WLL 1个月后（2010年10月20日），双肺磨玻璃影较前减轻；C. 第四次复发（2012年5月26日），双肺铺路石样改变增加；D. WLL联合重组人GM-CSF吸入治疗5周后（2012年7月8日），双肺磨玻璃影较前吸收；E. WLL联合重组人GM-CSF吸入治疗15周后（2012年9月17日），双肺病变较前显著好转；F. 随诊期间（2019年9月2日），双肺病变未见加重。

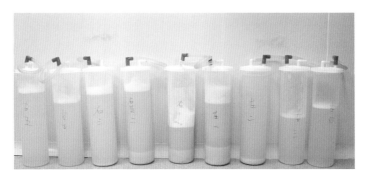

图11-2　患者第一次行全肺灌洗时灌洗液情况

本例分析及文献复习

　　肺泡蛋白沉积症（PAP）是一种以肺泡表面活性物质在肺泡巨噬细胞和肺泡腔内异常沉积导致呼吸困难为主要特征的弥漫性肺疾病，虽罕见但可治疗。约90%为特发性肺泡蛋白沉积症（iPAP），又称自身免疫性 PAP（aPAP）。

　　PAP 治疗目标为通过清除沉积在肺泡腔内的蛋白样物质缓解呼吸困难等症状，治疗方法主要包括 WLL、血浆置换、GM-CSF 补充、利妥昔单抗和肺移植。其中 WLL 由 Ramirez 首先提出，长期以来是治疗 PAP 的传统选择，经过多年临床实践和经验积累，WLL 技术不断改进，但尚无标准方案。不同中心对 WLL 疗效进行了广泛研究，Campo 等对 44 例 PAP 患者行 WLL 治疗的随访数据进行分析，结果显示在长达 20 年的时间里，31 例患者只需一次 WLL 即可长期控制症状，13 例患者需多次 WLL；Beccaria 等的研究也表明 18/21 例 iPAP 患者只需一次 WLL，而 3/21 例因病情复发而接受多次 WLL，超过 70% 的患者在 7 年随访期间内没有复发；Shah 等的治疗经验提示不足 15% 的患者需每 6 个月接受一次 WLL 维持治疗，10% 患者无效。本患者第一次 WLL 时治疗效果良好。然而后续需多次行 WLL 治疗，且每次治疗的有效时间较前缩短。

　　肺泡巨噬细胞的分化、免疫功能以及表面活性物质的清除需 GM-CSF 的参与，GM-CSF 的功能异常导致肺泡巨噬细胞的黏附、病原体的识别、吞噬功能、过氧化物的产生、病原微生物的杀灭以及细胞因子的产生出现障碍。1999 年，在 PAP 患者中发现了抗 GM-CSF 自身抗体，这表明抗 GM-CSF 抗体在 PAP 发病机制中起到重要作用。Sakagami 等向灵长类动物注射患者产生的抗 GM-CSF 自身抗体后，在实验动物体内再现 PAP，进一步表明 GM-CSF 自身抗体在 PAP 的发病中起着直接作用。因此，通过血浆置换减少循环中自身抗体来治疗 PAP 是一种合理的治疗方法，但经验有限，仅有病例报道可用于评估疗效，也存在多个相互矛盾的结论。Bonfield 等报道 1 例 PAP 患者，在等待肺移植期间接受 10 次血浆置换（置换量 1.5L），2 个月的时间内抗 GM-CSF 抗体效价降低、血氧饱和度及影像学也有显著改善；而 Luisetti 等研究发现患者在经过 10 次血浆置换（置换量 1.5L）后，抗 GM-CSF 抗体水平降低，但患者症状、影像学和肺功能都没有得到改善。对于本例患者，我们以 2.5L 的置换量连续进了 5 次血浆置换，患者症状和肺功能得到非常小的改善。因此，血浆置换作为 PAP 替代治疗方法仍需进一步研究。

针对抗 GM-CSF 自身抗体，补充外源性 GM-CSF 是一种可能的治疗方法，目前 GM-CSF 共有两种给药途径：雾化吸入或皮下注射。Khan 等对 5 篇 GM-CSF 治疗 PAP 的临床研究（共 94 例患者）进行了荟萃分析，结果发现吸入 GM-CSF 治疗 aPAP 的有效率高于皮下注射给药治疗（76.5%，95%CI 34.5% ~ 95.3% vs. 48.4%，95%CI 33.8% ~ 63.3%），但差异无统计学意义，可能由于肺泡腔是 GM-CSF 信号通路中断的部位，沉积效果更好；吸入和皮下给药的复发率分别为 15.2%（95%CI 1.4% ~ 68.8%）和 43.9%（95%CI 11.8% ~ 82.1%）。安全性方面，吸入方式药物用量更少、对骨髓影响更小，吸入给药的不良反应发生率略低于皮下给药，皮下给药出现注射部位的红斑比较常见。因此，我们建议患者采用 GM-CSF 雾化吸入疗法，目前给药方案推荐剂量为 300μg/d，1 次或分 2 次雾化吸入，连续治疗的效果优于隔周治疗，病情稳定后建议减小剂量或隔周间歇治疗，初始疗程建议 6 个月，长期治疗的研究数据有待进一步积累，后续是否继续治疗和治疗方案调整按照患者的疗效评估及不良反应等因素决定。在当时最佳剂量和给药间隔的研究数据有限，我们予患者 150μg bid 治疗 8 天，每两周重复一次。值得注意的是，吸入治疗在出现临床应答［$P_{(A-a)}O_2$ 显著改善（≥10mmHg）］前通常会有 4～12 周的滞后，因此，对于难治性或无应答的 PAP 患者，GM-CSF 吸入联合 WLL 或许能带来更好的治疗效果，本例患者验证了联合疗法对难治性 PAP 病例的疗效。

专家点评

肺泡蛋白沉积症（PAP）是一种以肺泡表面活性物质在肺泡巨噬细胞和肺泡腔内异常沉积为主要特征的弥漫性实质性肺疾病，是肺泡巨噬细胞清除表面活性物质障碍或表面活性物质异常产生所致。PAP 于 2018 年被列入我国第一批罕见病目录，根据病因和发病机制不同，目前分为自身免疫性、遗传性、继发性和未分类 PAP 4 种类型，以自身免疫性 PAP 最多见（85%～90%），可以通过检测血清抗 GM-CSF 来诊断。PAP 的诊断和鉴别诊断中，胸部 HRCT、支气管镜检查起了很重要的提示诊断和诊断的价值："铺路石征"的胸部 HRCT 高度提示 PAP，但还要与心功能不全、肺泡出血、某些感染性疾病鉴别；支气管肺泡灌洗液呈现浑浊"米汤样"、留置后分层，而病理学特染提示为 D-PAS 阳性的均一、粉染的无定形物质则高度提示 PAP，经气管镜肺活检提示肺泡腔内大量均一、粉染的 D-PAS 阳性物质充填（肺结构尚保留）可确诊 PAP。经过 20 多年的探索，自身免疫性 PAP 的治疗主要包括全肺灌洗、雾化吸入 GM-CSF，对于重症患者可以尝试 WLL 后序贯雾化吸入 GM-CSF。值得关注的是，PAP 患者由于肺泡巨噬细胞功能缺陷，容易合并分枝杆菌、奴卡菌等感染，而继发或合并的感染，可能会诱发 PAP 加重。本例患者，初次的全肺灌洗疗效尚可，但之后反复复发、WLL 的疗效差，血浆置换也疗效甚微，但确是对 GM-CSF 有很好的疗效。

（石钰洁　王梦淇　黄　慧）

参考文献

[1] TAZAWA R, UEDA T, ABE M, et al. Inhaled GM-CSF for pulmonary alveolar proteinosis [J]. N Engl J Med, 2019, 381(10): 923-932.

[2] SALVATERRA E, CAMPO I. Pulmonary alveolar proteinosis: from classification to therapy [J]. Breathe (Sheff), 2020, 16(2): 200018.

[3] TRAPNELL B C, INOUE Y, BONELLA F, et al. Inhaled molgramostim therapy in autoimmune pulmonary alveolar proteinosis [J]. N Engl J Med, 2020, 383(17): 1635-1644.

[4] McCARTHY C, CAREY B C, TRAPNELL B C. Autoimmune pulmonary alveolar proteinosis [J]. Am J Respir Crit Care Med, 2022, 205(9): 1016-1035.

[5] 肺泡蛋白沉积症共识专家组, 中国罕见病联盟呼吸病学分会, 中华医学会呼吸病学分会间质性肺疾病学组. 重组人粒细胞-巨噬细胞集落刺激因子雾化吸入治疗自身免疫性肺泡蛋白沉积症的专家共识（2022年版）[J]. 中华结核和呼吸杂志, 2022, 45（9）: 865-871.

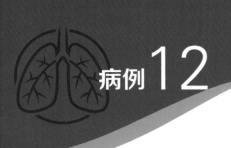

病例**12**

自发缓解的肺朗格汉斯细胞组织细胞增生症

入院病史

患者，男性，43岁，因"咳嗽半年余"就诊。

现病史：患者2009年3月无诱因出现咳嗽，间断有少量白痰，无发热、咯血、胸痛、呼吸困难等。自行服用抗生素、止咳化痰药物无效，就诊当地医院，查血常规、肝肾功能大致正常；胸部CT：双肺多发小叶中心型小结节影，部分为空泡影（图12-1A～C）；考虑转移瘤不除外，行外科肺活检，病理经多家医院会诊后考虑肺朗格汉斯细胞组织细胞增生症（PLCH）可能性大，建议化疗。现为进一步诊治就诊我院。

其他病史：既往体健；吸烟25年，20支/日，已戒烟1个月，咳嗽减轻。

体格检查：未吸氧时SpO_2 97%，浅表淋巴结未触及肿大。双肺未闻及明显干湿啰音，心、腹未见明显异常，双下肢无水肿。

辅助检查

实验室检查：血常规、肝肾功能、红细胞沉降率、C反应蛋白均正常。肺功能：FEV_1/FVC 71.3%，FEV_1 3.03L，FEV_1占预计值%75.5%，肺总量6.66L，肺总量占预计值% 92.6%，DL_{CO}占预计值% 51.6%。超声心动图：心脏结构及功能未见异常。

诊　断

肺朗格汉斯细胞组织细胞增生症

治疗及随诊

建议患者继续严格戒烟（包括主动吸烟和被动吸烟），必要时对症止咳、化痰。3 个月后复查胸部 CT：肺内病变明显减轻（图 12-1D ~ F）；9 个月后复查胸部 CT：肺内病变基本吸收（图 12-1G ~ I）。

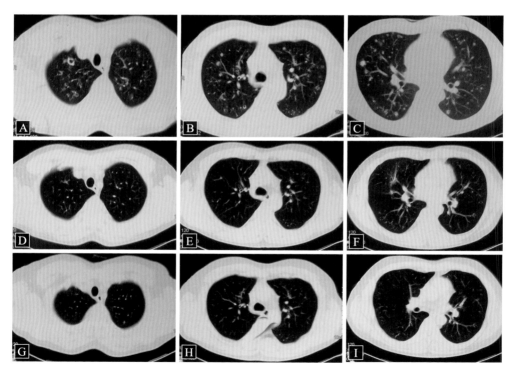

图12-1　患者胸部CT变化

注：A ~ C. 2009年8月19日，双肺多发小叶中心型小结节影，部分为空泡影；D ~ F. 2009年12月14日，肺内病变较前明显减轻；G ~ I. 2010年6月23日，肺内病变基本吸收。

本例分析及文献复习

朗格汉斯细胞组织细胞增生症（LCH）是一种以朗格汉斯细胞样细胞在全身各组织器官内（垂体、肺、骨、皮肤、前列腺、肝、淋巴结和胸腺等）异常积聚浸润为特征的少见、不明原因的肉芽肿性疾病，又称嗜酸性肉芽肿或组织细胞增生症X，其临床表现多种多样，可从单一系统的无症状性受累到全身多系统甚至致命性疾病。主要累及肺部的 LCH 称为肺朗格汉斯细胞组织细胞增生症（PLCH）。

约 25% 的 PLCH 患者无明显临床症状，仅于体检时发现肺部影像学异常，常见的呼吸系统症状包括干咳、活动后呼吸困难、胸痛，15%～20% 的患者因自发性气胸首诊；全身症状包括发热、乏力、体重减轻等；肺动脉高压是 PLCH 的晚期并发症，提示预后不佳。

肺功能检查可见约 90% 的 PLCH 患者弥散功能下降，伴限制性和 / 或阻塞性通气功能障碍。胸部高分辨率 CT（HRCT）是诊断 PLCH 的重要方法，且对患者的长期随访及肺内病灶的监测具有意义。PLCH 的 HRCT 典型表现为上中肺野为主的网状、结节性或囊性改变。不同时期 HRCT 表现有所不同，早期以双肺对称性、弥漫性分布的小结节为主，呈小叶中心性分布，可伴少量囊腔样改变，病灶多位于双肺中上肺野，肺底及肋膈角区少见；随病情进展，囊性病变越来越明显，囊腔壁厚薄不均，形态各异，可孤立存在或相互融合，部分可破裂形成气胸；疾病晚期，开始出现肺气肿或蜂窝样改变；部分患者还可见气道壁增厚、气管狭窄等。近年来 PET/CT 在 PLCH 的临床实践中得到广泛应用，PET/CT 可以全面评价肺外受累的情况，以及提供可供活检的病变部位，但 PET/CT 相对昂贵，需要根据患者的经济情况来安排。

确诊 PLCH 有赖于肺组织病理学检查，可经支气管镜或外科肺活检来获取病变组织。镜下可见病变部位的组织细胞增生、散在的嗜酸性粒细胞，组织细胞为典型的朗格汉斯细胞组织细胞［免疫组化示 CD1a、S100、CD68、Langerin（CD207）阳性］。文献报道，支气管肺泡灌洗液中 CD1a 阳性的巨噬细胞＞5%

时有辅助诊断作用。

本例患者为中年男性，长期大量吸烟史，以咳嗽起病，胸部 CT 见双肺中上肺野弥漫性分布的结节、空泡样改变，肺活检病理符合 LCH 表现，考虑 PLCH 诊断较为明确。

成人 PLCH 中超过 80% 的患者可达到 10 年生存期，经戒烟及积极治疗的早期患者，临床症状及影像学可明显改善，甚至痊愈，10%～20% 可发展为蜂窝肺甚至呼吸衰竭。对于 PLCH 的治疗目前尚无统一的指南和共识。大多数专家认为一线治疗为戒烟，吸烟与 PaO_2 降低、肺功能恶化相关，戒烟可改善患者临床症状，促进肺部病变吸收，是治疗 PLCH 最简单有效的方法。Schönfeld 等的回顾性分析发现，77 例成人 PLCH 患者戒烟后，74% 肺部病灶可改善。本例患者戒烟后肺内病变显著吸收。因此，对 PLCH 患者进行戒烟干预是必要的。对戒烟后效果不佳、疾病进展（无论是否吸烟）或呼吸系统症状突出 / 功能障碍的患者，推荐采取全身药物治疗。可采用口服糖皮质激素、免疫抑制剂、传统化疗药物及 BRAF 抑制剂治疗，但仍需进一步研究数据证实药物疗效。对于反复发作难治性气胸的患者，主张首选外科手术治疗。弥漫性肺内多发囊泡影、肺功能明显受损的终末期患者，推荐肺移植。

专家点评

朗格汉斯细胞组织细胞增生症（LCH）是系统性嗜酸性粒细胞性肉芽肿性疾病，可以累及全身多个器官 / 组织，以骨、皮肤、垂体等受累多见，肺受累是预后不良的因素。国内外关于 LCH 有两种说法：LCH 肺部受累（肺是系统性受累的一部分，有些文献中称继发性朗格汉斯细胞组织细胞增生症）、以肺部受累为主或仅有肺部受累的 LCH。以肺部受累为主或仅有肺部受累的 LCH 与吸烟关系密切，但具体机制不详。从目前的文献看，绝大部分发生在青中年男性，早期患者可以通过严格戒烟后自愈。但一般早期患者临床表现不明显、不特异而无提示意义，常会被忽视。部分患者仅表现为慢性咳嗽，很容易被漏诊，但其实胸部 CT 已有明显的异常表现；若表现为自发性气胸，则一般因为早期行胸部 CT 检查而被发现。对于形成弥漫性多发肺囊性病变的 PLCH 患者，戒烟仍是治疗的基础，但药物治疗一般难以逆转肺部结构毁损，病情常会进展到肺移植。PLCH 是常见的弥漫性肺囊性病变，所以，若从胸部影像学角度进行鉴别诊断，则 PLCH 需要与其他弥漫性肺囊性病变鉴别（如淋巴管肌瘤病、Birt-Hogg-Dubé 综合征等）；但从病变部位的病理学角度，则主要与系列组织细胞增生性疾病鉴别。

本例患者的临床表现很不特异，长期吸烟者出现慢性咳嗽时，经常被患者、医师忽视。故建议对于慢性吸烟者，若出现慢性咳嗽经久不愈，可以行胸部低剂量 CT 筛查。本例患者的胸部 CT 提示为中上肺分布为著的结节、囊泡影，提示处于 PLCH 的早期，严格戒烟后自愈。

（石钰洁　黄　慧）

参考文献

[1] MIAO H L, ZHAO A L, DUAN M H, et al. Clinical presentation and prognostic analysis of adult patients with Langerhans cell histiocytosis with pulmonary involvement [J]. BMC Cancer, 2020, 20(1): 911.

[2] GOYAL G, TAZI A, GO R S, et al. International expert consensus recommendations for the diagnosis and treatment of Langerhans cell histiocytosis in adults [J]. Blood, 2022, 139(17): 2601-2621.

[3] KIM H J, LEE K S, JOHKOH T, et al. Pulmonary Langerhans cell histiocytosis in adults: high-resolution CT-pathology comparisons and evolutional changes at CT [J]. Eur Radiol, 2011, 21(7): 1406-1415.

[4] ELIA D, TORRE O, CASSANDRO R, et al. Pulmonary Langerhans cell histiocytosis: a comprehensive analysis of 40 patients and literature review [J]. Eur J Intern Med, 2015, 26(5): 351-356.

[5] SCHÖNFELD N, DIRKS K, COSTABEL U, et al. A prospective clinical multicentre study on adult pulmonary Langerhans'cell histiocytosis [J]. Sarcoidosis Vasc Diffuse Lung Dis, 2012, 29(2): 132-138.

病例 13

特发性胸膜肺弹性纤维增生症

患者，男性，34岁，因"发现肺部阴影10余年，咳嗽、活动后气短4年"就诊。

现病史： 患者2003年体检时发现肺部阴影，胸部CT示双上肺为主的纤维索条影，无明显症状，未进一步诊治。2009年10月患者受凉后出现发热、咳嗽，体温最高38.1℃，无咳痰、咯血，伴剧烈活动后气短；复查胸部CT示双上肺胸膜下为主的斑片状和条索状影，局限性胸膜增厚，考虑弥漫性肺疾病性质不明，予抗感染治疗后体温下降，咳嗽症状有所缓解，仍有气短。2013年3月患者感冒后出现咳嗽，活动后气短进一步加重，平地步行500m左右、上3层楼等即感气短。患者于2011年出现双踝、双腕及双手掌指关节背侧和眉弓附近红色皮疹，无瘙痒。否认明显口干、眼干、肌痛、肌无力、反复口腔溃疡及关节肿痛。

其他病史： 幼年时曾患变应性鼻炎和喘息性支气管炎，15岁后未再有相关症状反复；20年前行阑尾切除术，4年前外伤后行跟腱断裂修补术；从事办公室工作，无烟酒嗜好。

体格检查： 生命体征平稳，未吸氧时SpO$_2$ 93%~95%。双踝、双腕及双手掌指关节背侧、眉弓附近的红色斑疹，未高于皮面，局部有少量脱屑，全身浅表淋巴结未触及肿大。双肺可闻及爆裂音、少许散在干鸣音，心脏及腹部查体未见异常体征。四肢肌力正常，无杵状指/趾，双下肢无水肿。

辅助检查

实验室检查：血常规、尿常规＋沉渣、便常规、血生化、红细胞沉降率和 C 反应蛋白均正常范围；抗核抗体谱、抗可提取可溶性核抗原、抗中性粒细胞胞质抗体、类风湿因子及人类白细胞抗原 -B27（HLA-B27）均阴性；PPD 和结核感染 T 细胞斑点试验（T-SPOT.TB）均阴性；自然状态下动脉血气分析：pH 7.425，$PaCO_2$ 38.7mmHg，PaO_2 85.6mmHg，HCO_3^- 24.3mmol/L。心脏和腹部超声未见明显异常；胸部高分辨率 CT（HRCT）：胸膜增厚，分布以双上肺为主，胸膜下斑片、索条影，伴有牵张性支气管扩张（图 13-1）；肺功能：FEV_1/FVC 84.8%，FVC 1.29L（占预计值 % 26.5%），肺总量 2.31L（占预计值 % 33.1%），DL_{CO} 占预计值 % 36.5%。支气管镜检查：未见明显异常；支气管肺泡灌洗液（BALF）分析：细胞总数 21.7×10^6/μl，巨噬细胞 70%，中性粒细胞 25%，淋巴细胞 4%，嗜酸性粒细胞 1%；CD4/CD8 0.6。皮肤活检病理：符合红斑角化症。肌电图：未见肌源性及神经源性损害；股四头肌活检病理：未见特征性病理改变。经上述检查化验后仍未能明确肺内病变性质及原因，与胸外科讨论后行外科肺活检，术中未见粘连，取右肺中、下叶共 2 块肺组织活检，送检病原学阴性，病理示脏层胸膜肥厚，近胸膜肺组织纤维化，增生的纤维组织弹性纤维染色阳性，病变符合胸膜肺实质弹性纤维增生症（图 13-2）。

诊　断

特发性胸膜肺弹性纤维增生症

治疗及随诊

待手术伤口愈合良好后，2014 年 1 月起予泼尼松 1mg/（kg·d）（2 周后逐

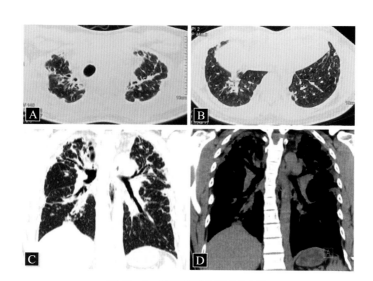

图13-1　患者胸部HRCT变化

注：横断面及冠状位重建，双上肺为主的脏层胸膜增厚，病变胸膜附近肺内可见纤维索条及斑片影，伴有牵张性支气管扩张。

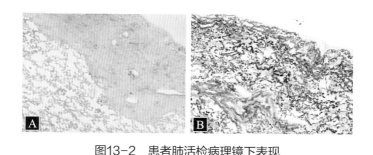

图13-2　患者肺活检病理镜下表现

注：A. HE染色×40，肺膜及其下肺间质增厚，胶原及弹性纤维增生，与周边正常肺组织分界清楚；B. 弹性纤维染色×100，增生的纤维组织以弹性纤维为主，主要呈旋涡状及杂乱排列。

渐减量）联合环磷酰胺2mg/（kg·d），治疗8个月后患者症状无改善，停药。患者接受了肺移植评估，并被列入移植名单中。2015年2月起，予患者吡非尼酮1800mg/d抗纤维化治疗，共6个月，但患者呼吸系统情况逐渐恶化，未吸氧时静息SpO_2低于90%。2016年5月，患者行双肺移植手术，过程顺利，术中所取肺组织再次证实了胸膜肺弹性纤维增生症的诊断。移植康复后患者不再需要吸氧支持。

本例分析及文献复习

胸膜肺弹性纤维增生症（PPFE）由 Frankel 等于 2004 年首次提出，在 2013 年特发性间质性肺炎（IIP）共识中首次被纳入 IIP 亚型（属于罕见 IIP）。早在 1992 年日本学者曾报道类似病例，但他们定义为"特发性上肺纤维化"。该病的发病机制尚不明确，反复的肺部感染、自身免疫病过程、药物、骨髓移植及遗传易感性等因素可能参与发病。在已报道的 PPFE 病例中，女性稍多于男性，中位年龄约 52 岁。该病的临床表现不特异，与其他间质性肺疾病相似，主要为干咳、活动后气短，部分患者可出现体重下降及反复气胸。

PPFE 尚无特异性的血清学标志物，部分患者可有某些自身抗体低效价阳性，但 HLA-B27 为阴性。绝大多数肺功能损害表现为限制性通气功能障碍，部分合并弥散功能障碍。影像学和肺病理学表现有一定的特征性，是该病有别于其他间质性肺疾病的特征，在弥漫性肺疾病的鉴别诊断中有一定的提示意义。胸部影像学主要表现为肺尖或上肺脏层胸膜增厚，少部分病例可见有局限性钙化，胸膜下肺组织可见网格影、蜂窝影，部分患者有小叶中心型的小结节影、斑片影、牵张性支气管扩张，可合并中下肺间质性肺疾病表现。本例患者胸部 CT 冠状位可见 PPFE 的影像学特点：双上肺脏层胸膜增厚、胸膜下肺纤维化。鉴于病变主要在脏层胸膜及以下的部位，一般不会有明显的胸膜粘连，给这类患者接受外科肺活检提供可能。典型的特发性 PPFE 病理表现为：病灶位于脏层胸膜及邻近的肺组织，镜下可见脏层胸膜明显增厚，胸膜及胸膜下肺组织内大量胶原、弹性纤维组织增生，弹性纤维染色提示增生的弹性纤维较短，主要呈旋涡状及杂乱排列。上述病变的时相一致；正常和异常的肺组织之间分界清晰，不存在过渡区域；病变部位均存在慢性淋巴细胞性炎症。少部分患者在病变远处的下肺存在间质性肺疾病的表现：部分病变性状与上肺类似，部分为普通型间质性肺炎（UIP）样表现，可见蜂窝肺、成纤维细胞灶。本例患者在诊断前肺活检和移植后提取的肺组织病理均符合特发性 PPFE 的典型表现。

PPFE 预后较差，大部分患者在诊断后病情呈进行性进展，文献报道患者的生存期为 4 个月至 7 年（中位生存期 2 年），感染和呼吸衰竭是主要死因，尚无有效的治疗药物。小剂量糖皮质激素和 / 或免疫抑制剂已在多数 PPFE 中应用，但尚无大样本数据证实；本例患者采用泼尼松和环磷酰胺治疗无效。吡非尼酮是一种抗纤维化药物，可抑制纤维化生长因子（特别是 TGF-β），减少细胞外基质蛋白（包括纤连蛋白、弹性蛋白和胶原蛋白）的沉积，延缓肺功能恶化。但本例患者使用吡非尼酮后呼吸状况仍在恶化，遂接受双肺移植（是首例接受双肺移植的特发性 PPFE 患者）。

专家点评

PPFE 是一组以脏层胸膜弹性纤维增生为主要病理特征的疾病，部分患者的弹性纤维增生可以延伸至肺内；常伴有多种类型的间质性肺炎。特发性 PPFE 是罕见类型的特发性间质性肺炎，继发性 PPFE 常见于血液系统恶性肿瘤、慢性呼吸系统感染等患者中。PPFE 患者在胸部影像学上有一定的特点：双上肺胸膜不规则增厚，一般无钙化；但确诊还是需要病变部位的组织病理活检（弹性纤维染色阳性）。对于特发性 PPFE 尚无有效的治疗药物，到终末期可以考虑肺移植。

（石钰洁　黄　慧）

参考文献

[1] FRANKEL S K, COOL C D, LYNCH D A, et al. Idiopathic pleuroparenchymal fibroelastosis: description of a novel clinicopathologic entity [J]. Chest, 2004, 126(6): 2007-2013.

[2] CHENG S K, CHUAH K L. Pleuroparenchymal fibroelastosis of the lung: a review [J]. Arch Pathol Lab Med, 2016, 140(8): 849-853.

[3] von DER THÜSEN J H. Pleuroparenchymal fibroelastosis: its pathological characteristics [J]. Curr Respir Med Rev, 2013, 9(4): 238-247.

[4] WATANABE K. Pleuroparenchymal fibroelastosis: its clinical characteristics [J]. Curr Respir Med Rev, 2013, 9(4): 229-237.

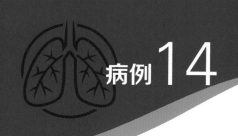

病例 **14**

免疫检查点抑制剂相关肺炎

入院病史

患者，男性，62岁，因"诊断上颌窦癌4个月，发现肺部阴影1个月"就诊。

现病史： 患者于2020年3月经局部活检诊断"左上颌窦癌"，接受2程化疗（紫杉醇＋卡铂）后病情部分缓解，5月8日改为局部放疗联合顺铂＋特瑞普利单抗治疗，6月15日病情评估见肿瘤病灶明显缩小，胸部CT示右上肺近胸膜少许斑片影，左下肺少许磨玻璃影、网格影、结节影，患者无发热或呼吸系统症状，6月19日予第3程特瑞普利单抗治疗。患者6月27日出现低热，体温最高37.5℃，可自行退热，剧烈活动后轻度气短，无明显咳嗽、咯血等其他伴随症状。7月8日复查胸部CT示双肺多发斑片、网格影，以下肺近胸膜区为著（图14-1A～C）。为进一步诊治就诊我院门诊。

其他病史： 既往体健，无烟酒嗜好。

体格检查： 体温正常，呼吸空气时SpO₂98%。左侧颊黏膜可见白斑。双下肺可闻及爆裂音。心律齐，腹软，双下肢无水肿。

辅助检查

实验室检查：血常规、肝肾功能、免疫球蛋白定量正常范围；红细胞沉降率（ESR）25mm/h，铁蛋白908ng/ml；诱导痰病原学：白念珠菌，余阴性。

诊　断

免疫检查点抑制剂相关肺炎（1级）

治疗及随诊

暂停免疫治疗，口腔念珠菌感染予局部外用制霉素及碳酸氢钠溶液漱口，监测患者无明显临床症状，SpO_2 正常范围。2周后复查 ESR 30mm/h，铁蛋白1074ng/ml；4周后复查 ESR 降至 15mm/h，铁蛋白降至889ng/ml，胸部 CT 示双肺阴影较前吸收（图 14-1D~F）。8月7日起重新应用特瑞普利单抗，1程后、2程后分别复查胸部 CT 示肺部病变稳定。

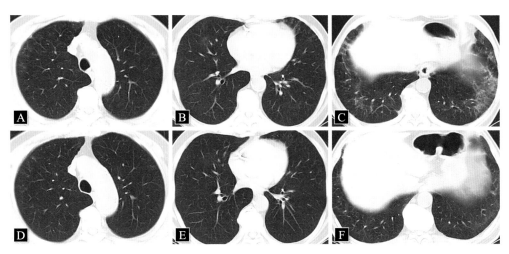

图14-1　患者胸部CT表现

注：A~C. 2020年7月8日3程特瑞普利单抗治疗后，示双肺多发斑片、网格影，以下肺近胸膜区为著；D~F. 2020年8月5日，示双肺阴影较前吸收，遗留双下肺少许磨玻璃影。

患者9月18日出现腹泻，为糊状便、稀水样便，每天10余次，无黏液、脓血，无发热、腹痛，查血常规、便常规、便培养、便难辨梭菌毒素、血巨细胞病毒核酸均阴性，ESR 26mm/h，结肠镜见全结肠黏膜水肿明显、点状糜烂，黏膜活检提示急慢性炎性表现，符合免疫检查点抑制剂相关肠炎。予停用免疫治疗，口服美沙拉秦、肠道益生菌后腹泻逐渐缓解。

本例分析及文献复习

免疫检查点抑制剂相关肺炎（CIP）是一种由免疫检查点抑制剂（ICIs）引起的间质性肺疾病，属于免疫治疗相关不良反应（irAEs）累及重要脏器，是引起 ICIs 相关死亡的重要原因之一。CIP 的常见危险因素包括既往间质性肺疾病 / 慢性阻塞性肺疾病 / 肺气肿病史、肺癌 / 其他部位肿瘤肺转移、联用放化疗或小分子靶向药物、吸烟等。双免疫治疗（即抗 PD-1/PD-L1 抗体与抗 CTLA-4 抗体联用）发生 CIP 的风险更高。

CIP 常发生于首剂 ICI 用药后 2 ~ 3 个月，发病时间波动在数天至 2 年。根据症状、影像学的严重程度及呼吸支持力度，通常分为 1 ~ 5 级，其中 1 级指无明显临床症状、仅通过影像学检查发现肺部新发阴影，5 级指 CIP 导致死亡。CIP 的临床表现缺乏特异性，可表现为新发的活动后气短、咳嗽、胸闷、胸痛、低氧、乏力，或原有症状的加重，部分患者可出现发热，可伴有其他系统 irAEs 的表现，如皮疹、腹泻等。体格检查出现呼吸频率增快、口唇发绀、肺部听诊闻及爆裂音等。病情可快速进展，甚至出现呼吸衰竭，需要有创机械通气支持，危及生命。

CIP 患者胸部 CT 常见的形态学表型包括机化性肺炎型（胸膜下分布为主的斑片实变影）、非特异性间质性肺炎型（沿支气管血管束分布的索条影或磨玻璃渗出影，可见小叶间隔增厚，部分患者可见胸膜下网格影）、过敏性肺炎型（沿支气管血管束分布为主的小叶中心性磨玻璃影，可见"马赛克征"）、混合型等，部分患者可表现为弥漫性肺泡损伤（迅速进展的大片磨玻璃 – 实变影）。

诊断 CIP 时应与肺部感染、肺水肿、肺泡出血、肺转移癌或肺部原发肿瘤进展等鉴别，需要结合患者临床症状及体征、胸部 CT 表现、血及痰标本检验，必要时联合支气管镜镜下表现、支气管肺泡灌洗液检验及肺组织活检等进行综合评价。CIP 患者可出现炎症指标（如 C 反应蛋白、ESR、铁蛋白、白介素-6 等）不同程度的升高。支气管肺泡灌洗液细胞分类以淋巴细胞升高为主，少数病例可出现嗜酸性粒细胞增多；淋巴细胞中以 T 细胞升高为主，伴 CD4/CD8 比例倒置。

　　确诊 CIP 后，根据病情严重程度分级，选择不同的管理策略。本例患者仅有一过性低热及剧烈活动后轻度气短，日常活动不受限，临床症状不显著，胸部 CT 示肺部受累程度不重，可评价为 1 级。对于 1 级 CIP 病例，通常建议暂停免疫治疗，监测临床表现及炎症指标，若病情稳定可 3～4 周后复查胸部影像学，若影像学改善，可恢复免疫治疗，但仍需密切监测病情变化。对于 2 级及以上 CIP，在暂停免疫治疗的同时需要积极支持治疗及药物干预，首选药物为糖皮质激素，二线药物包括英夫利昔单抗（肿瘤坏死因子 α 抑制剂）、托珠单抗、吗替麦考酚酯、钙调磷酸酶抑制剂、环磷酰胺、静注人免疫球蛋白等。3～4 级 CIP 病死率较高，病程中容易合并感染，需要密切监测病情变化，如无禁忌建议联用预防量磺胺；糖皮质激素减量过程中可能出现病情复发，此时可以考虑联合免疫抑制剂。对发生 2～4 级 CIP 的患者，是否能再次使用 ICIs 尚有争议。多数专家认为，发生过 3～4 级 CIP 的患者应永久停药；而对 2 级肺损伤的患者，在获得临床改善并且糖皮质激素减至泼尼松 10mg/d 以下之后，可再次尝试应用 ICIs，并在再次用药过程中密切监测病情，警惕 CIP 再发及出现其他系统的 irAEs，一旦复发则应考虑永久停药。本例患者在病初为 1 级 CIP，在停用 ICI、吸入糖皮质激素后好转；但在免疫再挑战过程中，虽未引起 CIP 复发，但引起了免疫性肠炎（另一系统的 irAEs），提示该患者很可能不能耐受 ICI 治疗。

专家点评

　　抗肿瘤免疫治疗显著改善了恶性肿瘤患者（尤其是晚期患者）的预后，但免疫治疗相关不良反应也是不容忽视的：一旦处理不好，可能会使患者没有机会再次接受抗肿瘤免疫治疗，或引起脏器功能不全甚至致残或致死。CIP 虽不是常见的免疫治疗相关不良反应，但确是常见的致死性免疫治疗相关不良反应之一，尤其值得呼吸科医师关注。早期诊断、早期针对性、规范化治疗可以明显改善 CIP 患者的预后；故而，积极地针对接受抗肿瘤免疫治疗的患者及其照护者、CIP 的一线接诊医师开展 CIP 的专业知识宣教尤为重要。CIP 的具体发病机制尚不明确，且其临床表现不特异，容易导致误诊、漏诊。所以只有患者及其照护者早期就诊、一线医师早期识别 CIP，才能真正做到早诊早治。一旦发生 CIP，建议先暂停免疫检查点抑制剂，并基于其严重程度的分级而制订个体化治疗方案；糖皮质激素和 / 或免疫抑制剂是传统的治疗药物，严重或复发患者还可以尝试抗肿瘤坏死因子的制剂；托珠单抗、JAK 抑制剂是新近处于探索阶段的药物。对于控制良好的 CIP 患者，建议尝试免疫治疗再挑战；但在再挑战阶段要密切监测以尽早发现可能的免疫治疗相关不良反应。本例患者的初始阶段仅是 1 级 CIP，经过停药、吸入糖皮质激素后肺炎基本治愈；且在后续的免疫治疗再挑战中也未出现免疫性肺炎的复发，但却发生了免疫性肠炎。本例患者的临床过程提示在免疫治疗再挑战过程中，要密切监测，除警惕初始免疫治疗不良反应的复发外，还需要警惕新发其他免疫治疗不良反应的可能。

（陈茹萱　刘湘宁　黄　慧）

参考文献

[1] JOHKOH T, LEE K S, NISHINO M, et al. Chest CT diagnosis and clinical management of drug-related pneumonitis in patients receiving molecular targeting agents and immune checkpoint inhibitors: a position paper from the Fleischner Society [J]. Chest, 2021, 159(3): 1107-1125.

[2] BRAHMER J R, ABU-SBEIH H, ASCIERTO P A, et al. Society for Immunotherapy of Cancer (SITC) clinical practice guideline on immune checkpoint inhibitor-related adverse events [J]. J Immunother Cancer, 2021, 9(6): e002435.

[3] SCHNEIDER B J, NAIDOO J, SANTOMASSO B D, et al. Management of immune-related adverse events in patients treated with immune checkpoint inhibitor therapy:

ASCO guideline update [J]. J Clin Oncol, 2021, 39(36): 4073-4126.

[4] HAANEN J, OBEID M, SPAIN L, et al. Management of toxicities from immunotherapy: ESMO Clinical Practice Guideline for diagnosis, treatment and follow-up [J]. Ann Oncol, 2022, 33(12): 1217-1238.

[5] National Comprehensive Cancer Network. Management of immunotherapy-related toxicities (Immune checkpoint inhibitor-related toxicities)Version 3.2023 [EB/OL].[2023-10-11]. https://www.nccn.org.

[6] National Cancer Institute, U.S. Department of Health and Human Services. Common Terminology Criteria for Adverse Events (CTCAE). Version 5.0 [EB/OL]. [2017-11-27]. https://ctep.cancer.gov/protocolDevelopment.

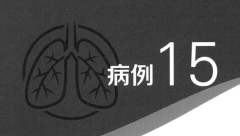

病例 **15**

利妥昔单抗相关间质性肺疾病

入院病史

患者，男性，49岁，因"诊断淋巴瘤1年余，干咳、劳力性呼吸困难4月余"就诊。

现病史： 患者2017年结肠镜检查病理提示非生发中心型弥漫大B细胞淋巴瘤（ⅢEB期），累及回肠、颈部、主动脉周围、肠系膜和腹股沟淋巴结，予4程 R-DA-EPOCH 方案［依托泊苷、泼尼松、长春新碱、环磷酰胺、多柔比星脂质体、利妥昔单抗（每周期375mg/m²）］化疗后，复查PET/CT见病灶较前显著减轻，肺部无明显异常（图15-1A）。2018年2月9日予第5程 R-DA-EPOCH 化疗，2月24日出现剧烈干咳、气促，无发热、胸痛、咯血；外院查X线胸片见双肺弥漫性磨玻璃影；动脉血气分析：pH 7.43，PaO_2 42.1mmHg，$PaCO_2$ 35.3mmHg；痰病原学阴性。予亚胺培南/西司他丁、莫西沙星、复方磺胺甲噁唑经验性抗感染，效果不佳。患者症状在使用甲泼尼龙（160mg qd×3天，120mg qd×3天，40mg bid×5天，40mg qd×5天）经验性治疗肺孢子菌肺炎（PCP）后（自2018年4月5日至4月20日）明显改善。但在停用糖皮质激素治疗1个月后，再次出现缓慢进展的活动后气短，外院复查胸部CT提示肺内弥漫性磨玻璃影，遂就诊我院。

其他病史： 吸烟30余年，10支/日，戒烟2年余；余无特殊。

体格检查： 浅表淋巴结无肿大，无杵状指。心脏、腹部查体大致正常，双肺底可闻及少许爆裂音。双下肢无水肿。

辅助检查

实验室检查：血常规、肝肾功能、红细胞沉降率及超敏 C 反应蛋白大致正常；血清真菌 1, 3-β-D- 葡聚糖试验（G 试验）、曲霉半乳甘露聚糖试验（GM 试验）、巨细胞病毒（CMV）-DNA 阴性；抗核抗体（ANA）谱 18 项、抗中性粒细胞胞质抗体（ANCA）阴性。肺功能：FEV_1/FVC 84.2%，FVC 2.99L（占预计值 % 67.3%），DL_{CO} 占预计值 % 59.1%，提示限制性通气功能障碍伴弥散功能减低；胸部高分辨率 CT（HRCT）：双肺弥漫性磨玻璃影，无明显淋巴结肿大（图 15-1B）。支气管镜检查：大致正常；支气管肺泡灌洗液（BALF）细菌、真菌以及分枝杆菌的涂片和培养阴性，肺孢子菌核酸阴性；BALF 细胞分类：细胞总数 38.2/μl，吞噬细胞 91%，中性粒细胞 2%，淋巴细胞 6.5%，嗜酸性粒细胞 0.5%；BALF T 细胞亚群：$CD3^+T$ 细胞 93.9%，$CD4^+T$ 细胞 36.9%，$CD8^+T$ 细胞 55.3%，CD4/CD8 0.7；经支气管镜肺活检（TBLB）病理：肺泡间隔增宽伴纤维组织增

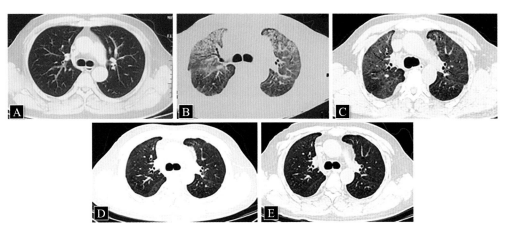

图15-1 患者治疗前后胸部CT变化

注：A. 4程化疗后，呼吸系统症状前，无明显异常；B. 起病4个月后，双肺弥漫性磨玻璃影；C~E. 糖皮质激素治疗后6周、6个月、12个月，肺内磨玻璃影逐渐吸收。

生及少量淋巴样细胞浸润（图 15-2A），免疫组化：散在 CD20$^+$ 淋巴细胞（图 15-2B）；符合非特异性间质性肺炎（NSIP）改变。

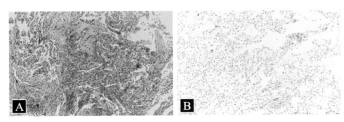

图15-2　经支气管镜肺活检组织病理表现

注：A. HE染色×100，肺泡壁增厚，纤维组织增生，少量淋巴细胞浸润；B. CD20免疫组化×100，肺内可见散在CD20$^+$T细胞。

诊　断

利妥昔单抗相关间质性肺疾病

治疗及随诊

予泼尼松治疗［0.8mg/（kg·d）］3 周，患者症状缓解，氧合改善，后糖皮质激素规律减量（每周减量 2.5mg，至 10mg qd 维持）。用药 6 周、6 个月、12 个月复查 HRCT 见肺内磨玻璃影逐渐吸收（图 15-1C ~ E），肺功能好转：FVC 3.19L（占预计值 % 72.5%），DL$_{CO}$ 占预计值 % 68.2%。

本例分析及文献复习

患者中年男性，亚急性病程，基础为弥漫大 B 细胞淋巴瘤，4 程 R-DA-EPOCH 化疗后评估 PR，第 5 程化疗 2 周后出现干咳、劳力性呼吸困难，肺部影像学提示双肺弥漫性磨玻璃影，经验性抗生素治疗无效，下呼吸道病原学均阴性，TBLB 病理符合 NSIP 表现。结合患者临床症状、影像学表现及病理学特征，考虑利妥昔单抗相关间质性肺疾病（RTX-ILD）可能性大，予糖皮质激素治疗后症状缓解，肺部病变逐渐吸收。

RTX 是一种人鼠嵌合抗 CD20 单抗，临床广泛用于多种淋巴瘤和自身免疫性疾病的治疗。RTX 联合化疗可改善弥漫大 B 细胞淋巴瘤患者的缓解率和生存率，与单纯化疗相比，无明显额外治疗相关不良事件。Keefer 等对非霍奇金淋巴瘤患者 RTX 联合化疗后的呼吸系统并发症进行了回顾性分析，结果表明，24%的患者出现呼吸系统并发症，最常见的是肺部感染（75%）。然而，也需注意淋巴瘤肺部受累和其他非感染性肺部并发症，如 RTX-ILD 和化疗药物心脏毒性所致肺水肿。

RTX-ILD 有 3 种不同的临床表型：超急性型、急性/亚急性型和慢性型。以急性/亚急性型最为常见，通常于第 4 程 RTX 治疗后 2 周出现。RTX-ILD 多见于中年男性，RTX 联合化疗与单用 RTX 相比更易导致 RTX-ILD 发生。临床主要表现为干咳、急性/亚急性低氧血症、呼吸困难，早期常伴发热。本例患者 RTX-ILD 发生于第 5 程 RTX 输注后 2 周，表现为干咳及进行性活动后呼吸困难，为 RTX-ILD 的典型表现。

RTX-ILD 的发病机制尚不完全清楚，推测有如下可能：① RTX 可导致细胞毒性 T 细胞活化增加，继发肺损伤。②在 RTX 联合化疗过程中，大量炎症细胞因子和细胞毒物质释放到肺循环中。

急性/亚急性型 RTX-ILD 胸部 CT 通常表现为肺内多发斑片影伴弥漫性磨玻璃影。本例患者仅见双肺弥漫性磨玻璃影，需除外机会性感染，如 PCP 以及 CMV 和真菌感染，患者的血清学及病原学结果均呈阴性，经验性抗生素治疗也无效，因此考虑 RTX-ILD 可能性大。

不推荐对所有疑似 RTX-ILD 病例常规进行肺活检，最常见的肺部组织病理形态学类型为机化性肺炎（OP），可单独存在或合并 NSIP 或普通型间质性肺炎（UIP）。本例患者 TBLB 病理特征为 NSIP，无肺部感染相关提示，可能为报道的第一例孤立表现为 NSIP 模式的 RTX-ILD。CD20 是一种专由 B 细胞（包括恶性细胞和正常 B 细胞）表达的表面抗原，肺部受累的 B 细胞非霍奇金淋巴瘤存在大量 CD20$^+$ 的恶性 B 细胞浸润；但本例患者 TBLB 免疫组化染色仅见散在 CD20$^+$ 淋巴细胞，可除外肺部淋巴瘤浸润。

治疗方面主要包括立即停用利妥昔单抗，给予糖皮质激素和呼吸支持等。多数患者早期应用糖皮质激素治疗有效，但仍有约 15% 患者死亡。目前对于糖皮质激素剂量、给药途径及治疗时间尚无统一标准，可根据 ILD 的严重程度、进展速度和对糖皮质激素的耐受性决定起始用量，根据治疗反应和不良反应制订减量、停药方案。本例患者经糖皮质激素治疗后症状缓解，肺部磨玻璃影逐渐吸收，肺功能改善，未再反复。

专家点评

抗肿瘤药物相关性肺损伤是恶性肿瘤患者接受抗肿瘤药物治疗过程中不容忽视的不良反应，亟需尽早诊断、规范化治疗以改善肺部病变，以为恶性肿瘤的治疗提供可能。利妥昔单抗临床中广泛用于多种淋巴瘤和自身免疫性疾病的治疗，但 RTX-ILD 主要发生于淋巴瘤治疗中，在自身免疫性疾病的治疗中罕见，可能和药物剂量、基础疾病有一定关系。RTX-ILD 根据病程分为超急性型、急性 / 亚急性型和慢性型；以急性 / 亚急性型最为常见，但因其常在第 4 程利妥昔单抗治疗后的 2 周左右出现，若对此疾病部充分警惕和认识，很容易被误诊为肺部感染。治疗上则建议停用利妥昔单抗后中等量 – 足量糖皮质激素治疗。正如本例患者，被拟诊为 PCP；鉴于支气管肺泡灌洗液的肺孢子菌核酸检测的敏感性很高，在我院行支气管镜检查后基本排除了 PCP。后经文献复习才考虑到利妥昔单抗相关性间质性肺疾病的可能，经针对性治疗后病情得以控制。

（石钰洁　黄　慧）

参考文献

[1] LIOTE H, LOITE F, SEROUSSI B, et al. Rituximab-induced lung disease: a systematic literature review [J]. Eur Respir J, 2010, 35(3): 681-687.

[2] HADJINICOLAOU A V, NISAR M K, PARFREY H, et al. Non-infectious pulmonary toxicity of rituximab: asystematic review [J]. Rheumatology(Oxford), 2012, 51(4): 653-662.

[3] SALMASI G, LI M, SIVABALASUNDARAM V, et al. Incidence of pneumonitis in patients with non-Hodgkin lymphoma receiving chemoimmunotherapy with rituximab [J]. Leuk Lymphoma, 2015, 56(6): 1659-1664.

[4] KEEFER K, BENDER R, LIAO J, et al. Characteristics of pulmonary complications in non-Hodgkin's lymphoma patients treated with rituximab-containing chemotherapy and impact on survival [J]. Ann Hematol, 2018, 97(12): 2373-2380.

入院病史

患者，男性，66岁，因"咳嗽3周"就诊。

现病史： 患者2023年6月12日出现咳嗽，深呼吸时加重，无发热、咯血，自测新型冠状病毒抗原阴性，为进一步诊治于2023年7月4日就诊我科门诊。

其他病史： 患者2021年10月出现多关节疼痛，外院诊断"类风湿关节炎、双肺间质性改变"，予来氟米特、塞来昔布、中成药（具体不详）长期口服，仍有关节疼痛。2023年4月26日就诊我院门诊，查类风湿因子94IU/ml、抗CCP抗体阳性1345IU/ml，胸部CT见双肺多发斑片及索条影，以胸膜下为著（图16-1A、B），予甲氨蝶呤口服10mg qw、托珠单抗静脉滴注8mg/kg qm×2次，关节肿痛明显好转。

体格检查： 未吸氧时SpO$_2$ 88%，双下肺可闻及爆裂音，心脏及腹部查体未见异常体征，双下肢无水肿。

辅助检查

实验室检查：血常规：白细胞8.92×10^9/L，嗜酸性粒细胞百分比20.6%，嗜酸性粒细胞1.84×10^9/L，中性粒细胞3.97×10^9/L，淋巴细胞2.20×10^9/L，血红蛋白149g/L，血小板159×10^9/L；血生化大致正常；C反应蛋白1.90mg/L，红细胞沉降率 6mm/h；降钙素原阴性；新型冠状病毒核酸检测、IgM 阴性；抗 CCP 抗体阳性 789IU/ml。胸部 CT：双肺新发弥漫性磨玻璃渗出影（图 16-1C、D）。

诊　断

甲氨蝶呤相关间质性肺炎，类风湿关节炎

治疗及随诊

结合患者病史、化验及胸部 CT 变化，考虑甲氨蝶呤相关间质性肺炎可能性大。停用甲氨蝶呤、托珠单抗，7 月 5 日予甲泼尼龙静脉滴注 80mg 后序贯泼尼松口服 40mg qd，1 周后患者咳嗽较前明显好转，复查胸部 CT：双肺病灶未见明显加重（图 16-1E、F），糖皮质激素规律减量（每周减量 2.5mg 至 15mg qd 维持）。1 个月后患者复查胸部 CT 见双肺磨玻璃渗出较前明显吸收（图 16-1G、H），加用环磷酰胺口服 100mg qd（4 周后减量至 50mg qd）治疗 RA。门诊规律随诊，病情稳定。

本例分析及文献复习

甲氨蝶呤（MTX）是一种传统合成改善病情抗风湿药物（DMARDs），可有效减少类风湿关节炎（RA）疾病活动、发病率和病死率，目前推荐将 MTX 作为 RA 的一线治疗药物，随着 MTX 的广泛应用，MTX 相关间质性肺疾病（MTX-ILD）被逐渐关注。

据报道，接受小剂量 MTX 的 RA 患者 MTX-ILD 发生率为 0.3%～2.1%。一项研究对 3463 例接受 MTX 单一治疗长达约 36 个月的 RA 患者的长期安全性进行了系统回顾，仅有 15 例（0.43%）发生 MTX-ILD。且在 RA-ILD 患者中，目

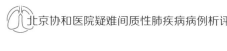

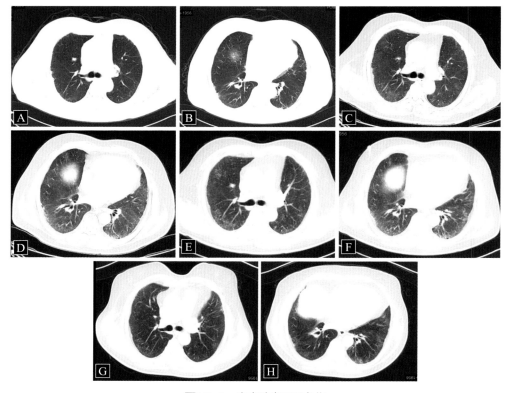

图16-1　患者胸部CT变化

注：A、B. 2023年4月17日，双肺多发斑片及索条影，胸膜下为著；C、D. 2023年7月4日，双肺新发弥漫性磨玻璃渗出影；E、F. 2023年7月11日，未见明显加重；G、H. 2023年8月15日，双肺磨玻璃渗出较前明显吸收。

前研究表明 MTX 似乎不会产生有害影响。一项回顾性病例对照研究对患有 ILD（410 例）及无 ILD（673 例）的 RA 患者进行了比较分析，结果表明 MTX 与 RA-ILD 风险降低有关（OR=0.46，95%CI 0.24 ～ 0.90，P=0.022）。另一项针对韩国 RA-ILD 患者的前瞻性研究结果提示，使用 MTX 不会增加 RA-ILD 进展的风险。

　　MTX 相关肺毒性通常发生在低剂量治疗数周至数月后，也可在较高剂量短期治疗后出现。年龄＞ 60 岁、肺部基础病变、既往使用 DMARDs 可能是 MTX-ILD 相关危险因素。最常见的表现形式可为嗜酸性粒细胞性肺炎，也可出急性间质性肺炎、机化性肺炎或胸腔积液等。MTX-ILD 亚急性病程最为常见，起病较隐匿，多达 50% 的患者会出现轻度外周血嗜酸性粒细胞增多，胸部 CT 可见斑片状或弥漫性磨玻璃影，伴或不伴小叶中心叶结节影。

MTX-ILD 的临床表现、实验室检查、影像学表现和组织学特征均无特异性，诊断具有挑战性，目前尚无客观标准，是一种排除性诊断：MTX 使用过程中或使用后一段时间内，出现新发的呼吸系统症状，常表现为干咳、活动后气短；新发的肺内浸润影，多发性或弥漫性磨玻璃影、网格影、实变影多见；除外其他引起肺部病变的病因，如肺部感染、肺部肿瘤或原发病进展、肺水肿等。

本例患者为中老年男性，基础合并 RA，予 MTX、托珠单抗治疗 6 周后出现咳嗽、SpO_2 下降，胸部 CT 见双肺新发弥漫性磨玻璃渗出影，鉴别诊断需考虑感染、药物相关 ILD 及 RA-ILD。患者血清及呼吸道病原学均未见明确感染证据；复查炎症指标不高，监测抗体效价较前下降，患者关节疼痛症状较前好转，且新发渗出影与原有 RA 相关肺间质病变的性质有所不同，因此高度怀疑 MTX-ILD。

MTX-ILD 的治疗目标是尽量治愈药物引起的肺损伤，尽可能防止进展为纤维化性间质性肺疾病。当临床高度疑诊 MTX-ILD 时，停用 MTX 是首要方法，并需积极治疗 MTX-ILD，糖皮质激素是常用药物，需根据疾病严重程度、进展速度、患者的基础疾病和对糖皮质激素的耐受性决定起始用量，根据治疗反应和不良反应的耐受性制订减量、停药方案；对于糖皮质激素无效、减量或停药后复发的患者，可考虑加用免疫抑制剂；对于危重症患者，可考虑大剂量糖皮质激素冲击治疗；对于进展为纤维化性间质性肺疾病的 MTX-ILD，可考虑联合抗纤维化药物治疗。本例患者疑诊 MTX-ILD 时停用 MTX，并予以足量糖皮质激素后治愈。

专家点评

虽然近年国内外研究提示 MTX-ILD 发生率很低，但还是存在的。在临床实践中，使用甲氨蝶呤过程中，若出现发热、呼吸困难、双肺弥漫性病变，需要警惕 MTX-ILD 的可能。若有条件，建议完善支气管镜肺泡灌洗以排除免疫抑制状态下的机会性感染。MTX-ILD 尚无客观诊断标准：在甲氨蝶呤使用过程中，若出现咳嗽、气短等呼吸系统症状（可伴有发热，咯血不常见），部分患者可以出现外周血和 / 或支气管肺泡灌洗液中嗜酸性粒细胞比例升高；胸部 CT 提示新发双肺弥漫性磨玻璃影，在排除感染性疾病、心功能不全等因素后，及时考虑到MTX-ILD 的可能。一般在甲氨蝶呤使用过程中，新发双肺弥漫性磨玻璃影时，建议及时停用甲氨蝶呤并进行鉴别诊断过程。一旦诊断 MTX-ILD，建议根据患者的临床表现程度、进展速度以及基线的合并症 / 并发症等制订糖皮质激素使用方案，一般予以 1～2mg/（kg·d）的泼尼松当量的糖皮质激素就可以起到很好疗效，并在病情改善后逐渐减停。本例患者，在来氟米特治疗基础上关节症状控制欠佳并出现类风湿关节炎相关性间质性肺疾病，而换用甲氨蝶呤以及托珠单抗治疗；在此过程中出现新发的双肺弥漫性磨玻璃影，尤其需要与强化免疫抑制治疗后的肺部感染鉴别。但患者外周血中嗜酸性粒细胞短期内明显升高，则更支持MTX-ILD。

（石钰洁　黄　慧）

参考文献

[1] JUGE P A, LEE J S, LAU J, et al. Methotrexate and rheumatoid arthritis associated interstitial lung disease [J]. Eur Respir J, 2021, 57(2): 2000337.

[2] KIM J W, CHUNG S W, PYO J Y, et al. Methotrexate, leflunomide and tacrolimus use and the progression of rheumatoid arthritis-associated interstitial lung disease [J]. Rheumatology (Oxford), 2023, 62(7): 2377-2385.

[3] FRAGOULIS G E, NIKIPHOROU E, LARSEN J, et al. Methotrexate-Associated Pneumonitis and Rheumatoid Arthritis-Interstitial Lung Disease: Current Concepts for the Diagnosis and Treatment [J]. Front Med (Lausanne), 2019, 6: 238.

[4] SPAGNOLO P, BONNIAUD P, ROSSI G, et al. Drug-induced interstitial lung disease [J]. Eur Respir J, 2022, 60(4): 2102776.

[5] FRAGOULIS G E, CONWAY R, NIKIPHOROU E. Methotrexate and interstitial lung disease: controversies and questions. A narrative review of the literature [J]. Rheumatology (Oxford), 2019,58(11): 1900-1906.

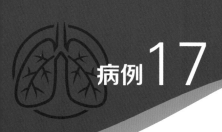

病例 **17**

类风湿关节炎合并
肺孢子菌肺炎

入院病史

患者，男性，70岁，因"胸闷气短1周，加重1天"就诊。

现病史：患者2020年4月1日受凉后出现胸闷、气短，上1层楼即感呼吸困难，伴咳嗽，自觉有痰不易咳出，未测体温，未就诊。症状进行性加重，4月7日就诊外院，查血常规：白细胞1.97×10^9/L，血红蛋白62g/L，血小板66×10^9/L；C反应蛋白46.65mg/L；降钙素原1.12ng/ml；胸部CT：可见肺气肿、双肺间质纤维化，左侧胸腔积液；考虑肺部感染，予莫西沙星、头孢噻肟治疗未好转。4月8日转至我院急诊，因严重低氧血症入抢救室。

其他病史：慢性支气管炎5年，平素无明显呼吸困难；类风湿关节炎9个月，2020年1月诊断，1月20日起予阿达木单抗皮下注射40mg qw共6次，甲氨蝶呤口服10mg qw，未用糖皮质激素；吸烟史，50包/年。

体格检查：体温36.5℃，血压105/82mmHg，心率86次/分，SpO_2 86%，呼吸频率36次/分。贫血貌，双肺呼吸音粗，可闻及广泛哮鸣音，心脏、腹部查体无特殊，双下肢无水肿。

辅助检查

血气分析（鼻导管吸氧3L/min）：pH 7.43，PaO_2 128mmHg，$PaCO_2$ 33mmHg，

HCO$_3^-$ 21.6mmol/L，Lac 1.6mmol/L；血清乳酸脱氢酶（LDH）485U/L；C反应蛋白59.61mg/L；白介素 -6 2.0pg/ml，白介素 -8 14pg/ml，白介素 -10 5.0pg/ml，肿瘤坏死因子 116.0pg/ml；痰耶氏肺孢子菌 DNA（＋），六铵银染色阴性；血 1,3-β-D葡聚糖试验（G试验）167.0pg/ml（＜105pg/ml）；血清及支气管肺泡灌洗液曲霉半乳甘露聚糖（GM试验）阴性；血 TORCH 10项、肺炎衣原体、支原体抗体、嗜肺军团菌抗体、EB病毒 DNA、巨细胞病毒 DNA 均阴性；新型冠状病毒核酸检测、甲乙流 / 呼吸道合胞病毒核酸检测均阴性。胸部 CT 平扫（图 17-1A、B）：左肺上叶、双肺下叶多发磨玻璃密度影、网格影，考虑间质病变伴感染可能。

诊　断

类风湿关节炎，肺孢子菌肺炎

治疗及随诊

　　呼吸道病原学结果回报前，经验性予哌拉西林钠他唑巴坦钠静脉滴注4.5g q8h×12 天；卡泊芬净静脉滴注 50mg qd×3 天，后改为伏立康唑静脉滴注0.2g q12h×8 天；复方磺胺甲噁唑（简称磺胺，每片含磺胺甲噁唑 0.4g、甲氧苄啶 80mg）口服 2 片 qd 预防肺孢子菌肺炎（PCP）；并进行化痰、平喘等对症治疗。后患者痰 PCP-DNA 回报阳性，结合 LDH 升高、G 试验阳性，胸部 CT 表现为双肺广泛分布的磨玻璃影，考虑 PCP 诊断明确，予甲泼尼龙静脉滴注 40mgq12h×5 天，减量至 40mg qd×6 天，再次减量至 20mg qd×4 天，同时予复方磺胺甲噁唑口服 3 片 q6h×21 天，停用伏立康唑及哌拉西林钠他唑巴坦钠。经上述治疗，患者呼吸支持条件逐渐下调，监测不吸氧 SpO$_2$ 95% 以上，复查痰六胺银染色、PCP-DNA 均阴性；胸部 CT 双肺磨玻璃影逐渐吸收，遗留双下肺纤维索条影、网格影等肺间质病变表现（图 17-1C～F）。出院前泼尼松减量至

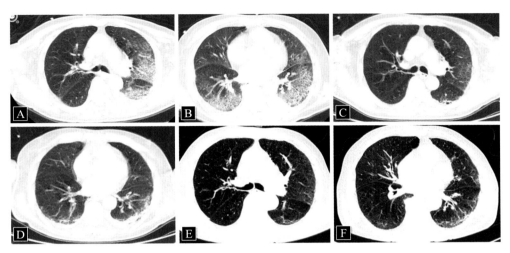

图17-1　患者治疗前后胸部CT变化

注：A、B. 2020年4月13日，左肺上叶、双肺下叶多发磨玻璃密度影、网格影；C、D. 2020年4月21日，双肺磨玻璃影较前吸收，遗留双下肺纤维索条影、网格影；E、F. 2020年5月6日，病变较前进一步吸收。

10mg qd 口服、磺胺减至 1 片 qd 口服长期维持。

本例分析及文献复习

　　本例患者类风湿关节炎（RA）诊断明确，甲氨蝶呤及生物制剂治疗过程中出现呼吸衰竭，既往慢性支气管炎，影像学提示双肺弥漫性磨玻璃影。诊断方面，首先考虑机会性感染：患者以急性呼吸衰竭起病，辅助检查提示血 LDH 升高、G 试验阳性、痰病原学 PCP-DNA 阳性、胸部 CT 表现为双肺广泛分布的磨玻璃影，且存在高龄、肺部基础疾病、长期接受免疫抑制剂及生物制剂治疗，为免疫抑制人群，因此考虑 PCP 感染可能性大。也需做如下鉴别诊断：①甲氨蝶呤（MTX）肺损伤，大部分长期口服低剂量 MTX 患者肺损伤发生在用药第 1 年内，本例患者起病时已接受近 3 个月 MTX 治疗。MTX 肺损伤表现为呼吸困难、干咳、发热等，胸部高分辨率 CT 常见斑片状或弥漫性磨玻璃影，伴或不伴实变及网格影，以及双下肺对称性蜂窝影或牵张性支气管扩张。MTX 肺损伤与 PCP 感染在临床表现及影像学上非常相似，因此病原学对鉴别诊断非常重要。②RA相关肺间质病变，RA-ILD为RA常见的关节外表现，RA-ILD起病隐匿，主要表现为活动后气短、干咳等非特异症状，肺功能表现为弥散功能减低，影像学表现为双下肺为主的网格影、蜂窝征、磨玻璃影等。但RA-ILD通常病程较长，对于出现急性呼吸衰竭的患者，仍需首先考虑感染。

多种因素可导致RA患者合并机会性感染。①原发病：RA是一种常见的自身免疫性疾病，会引起患者固有免疫和获得性免疫的紊乱。RA患者常合并中性粒细胞减少，其致病的免疫复合物亦会导致中性粒细胞功能障碍。②共存危险因素：除常见关节受累外，RA肺部受累也多种多样，包括间质性肺炎、细支气管炎和支气管扩张等。另外，RA患者常见多种合并症，包括慢性阻塞性肺疾病、哮喘、糖尿病等，亦显著增加感染风险。③药物：糖皮质激素和MTX是目前国内外指南推荐的RA治疗药物，其中MTX也是指南推荐的RA治疗锚定药物。已有多项研究报道糖皮质激素会增加RA患者感染风险；而MTX单药治疗与安慰剂组相比，患者在12~52周时发生感染的风险也明显增加。包括肿瘤坏死因子（TNF）抑制剂、白介素-6受体拮抗剂在内的生物制剂也被广泛用于RA的治疗。TNF对宿主抵抗细菌和病毒感染，特别是细胞内病原体（如分枝杆菌）至关重要，因此，对接受TNF抑制剂治疗的患者需警惕严重感染发生。Michaud等报道TNF抑制剂组患者发生严重感染的风险较安慰剂组或传统改善病情抗风湿药物（DMARDs）组患者均有增加；Bongartz等发现接受阿达木单抗（ADA）或英夫利昔单抗（IFX）的RA患者发生严重感染的风险较安慰剂组增加了两倍；另一项包含70项研究的荟萃分析也报道了TNF抑制剂治疗会增加RA患者发生机会性感染的风险。

虽然各种机会性感染风险增加，但RA患者出现PCP感染较为少见，仅有0.1%~0.3%。一项观察性队列研究报道，RA患者合并PCP感染最主要的危险因素为超过10mg/d的糖皮质激素及吗替麦考酚酯，其他相关治疗药物包括环磷酰胺、生物制剂、甲氨蝶呤、环孢素，高龄、合并糖尿病、淋巴细胞减少

（＜ 500/μl）也是其危险因素。既往研究报道低剂量 MTX 会增加 RA 患者发生 PCP 风险；日本生物制剂上市后监测显示，应用 TNF 抑制剂和 IL-6 抑制剂患者合并 PCP 的发病率为 0.18% ~ 0.47%；托法替布是近年来用于治疗 RA 的小分子靶向药物，已有研究报道 RA 患者接受托法替布后出现 PCP。对于本例患者，存在多种高龄、基础慢性支气管炎及肺间质病变、长期吸烟、接受 MTX 及 ADA 治疗等 PCP 危险因素。

非 HIV 感染患者合并 PCP 感染常进展迅速，伴严重呼吸衰竭，但常因临床表现不够典型而给诊断带来困难。RA 患者 PCP 感染最常见的表现为急性或亚急性发作的呼吸困难、发热和干咳，并在数日至数周内加重。约 80% 的患者 PCP 发生在生物制剂治疗 6 个月内，典型的胸部 CT 表现包括双肺弥漫性磨玻璃影，由肺门向外扩展，伴弥漫性渗出影。此外，一些非典型的表现包括结节影、肺大疱或囊肿及气胸。目前常用 PCP 病原学检查主要包括六胺银试验和肺孢子 DNA（包括血、痰及支气管肺泡灌洗液）。PCP-DNA 检测敏感性高，但 PCP 定植广泛存在，可能存在假阳性；呼吸道标本中六胺银染色发现肺孢子菌包囊诊断 PCP 的特异性更强，但敏感性低。在 PCP 感染患者中，外周血半乳甘露聚糖试验（G 试验）常明显升高。不过，LDH 和人涎液化糖链抗原（KL-6）在 MTX 肺损伤和 PCP 时均可以升高。确诊 PCP 需要有呼吸道标本肺孢子菌感染的结果、基础易患因素、临床表现以及胸部 CT 表现。

PCP 的一线治疗药物是磺胺，其他药物包括克林霉素、伯氨喹、氨苯砜、喷他脒或阿托伐醌。对于合并严重呼吸衰竭（呼吸室内空气下动脉氧分压 ＜ 70mmHg 或肺泡动脉氧分压差 ≥ 35mmHg）的患者，需尽早予糖皮质激素治疗。对于有发生 PCP 高危的患者，若无禁忌，给予预防量的磺胺口服，可能明显降低 PCP 的发生率。对于重症、危重症 PCP 患者来说，合理的呼吸支持也是救治成功的重要因素。

专家点评

PCP 一般出现在免疫缺陷的患者，随着 HIV 感染患者预防性使用磺胺的普及，以及糖皮质激素、免疫抑制剂、各种生物制剂、各种抗肿瘤治疗措施等的应用，非 HIV 感染-PCP 在临床上并不少见。但 PCP 缺乏特异性的临床表现，早期胸部影像学表现并不明显（X 线胸片检查通常正常，胸部 CT 提示淡淡的弥漫性磨玻璃影），容易被漏诊、误诊。故而，对于有免疫抑制的人群，若短期内出现气短、低氧血症、外周 LDH 以及血清半乳甘露聚糖水平升高、胸部 CT 提示弥漫性磨玻璃影，需要及时考虑到 PCP 的可能，若有条件，建议完善呼吸道标本的肺孢子菌检测（支气管肺泡灌洗液的肺孢子菌核酸检测尤为敏感）以期尽早诊断。为提高 PCP 的救治率，对于高度疑诊的患者可以经验性给予抗 PCP 的治疗方案，尤其是对于重症、危重症患者。近年来发现，磺胺不敏感或耐药的 PCP 并非偶然现象，且部分患者还常混合曲霉菌等感染，故而对于重症、危重症 PCP 患者，若予以足量磺胺抗感染治疗无效，及时开启二线治疗药物并积极开展是否合并混合感染的鉴别诊断也尤其重要。此外，PCP 在接受足量磺胺治疗过程中，药物相关不良反应也不容忽视。对于本例患者的呼吸困难、肺部阴影是在 MTX 和 ADA 使用过程中出现的，尤其需要鉴别甲氨蝶呤肺间质病变、PCP 等。结合痰病原学、血清学检查后高度提示 PCP，停用 MTX、ADA 以及予以针对性治疗后病情明显改善。此外，对于重症、危重症 PCP 患者，合理的呼吸支持措施也非常关键。

（石钰洁 于 琛 黄 慧）

参考文献

[1] HUANG L, MORRIS A, LIMPER A H, et al. An Official ATS Workshop Summary: recent advances and future directions in pneumocystis pneumonia (PCP) [J]. Proc Am Thorac Soc, 2006, 3(8): 655-664.

[2] BONGARTZ T, SUTTON A J, SWEETING M J, et al. Anti-TNF antibody therapy in rheumatoid arthritis and the risk of serious infections and malignancies: systematic review and meta-analysis of rare harmful effects in randomized controlled trials [J]. JAMA, 2006, 295(19): 2275-2285.

[3] KOURBETI I S, ZIAKAS P D, MYLONAKIS E. Biologic therapies in rheumatoid arthritis and the risk of opportunistic infections: a meta-analysis [J]. Clin Infect Dis, 2014, 58(12): 1649-1657.

[4] COHEN S B, TANAKA Y, MARIETTE X, et al. Long-term safety of tofacitinib for the treatment of rheumatoid arthritis up to 8.5 years: integrated analysis of data from the global clinical trials [J]. Ann Rheum Dis, 2017, 76(7): 1253-1262.

病例 18

干燥综合征继发肺淀粉样变

入院病史

患者，女性，58 岁，因"口眼干 13 年，发现肺部结节 4 年"就诊。

现病史：患者自 2006 起出现口干、眼干，无明显伴随症状。就诊当地医院，诊断"干燥综合征"，予羟氯喹及白芍总苷治疗。2015 年体检行胸部 CT 发现双肺多发实性结节，右肺较大者直径 1.25cm，无发热、咳嗽、气短。2017 年、2018 年复查胸部 CT 示结节逐渐增大伴多发囊性病变。2018 年 11 月就诊外院，行 CT 引导下肺结节穿刺活检提示小条状纤维组织中可见较多粉染无定形物沉积，部分血管壁增厚，伴管壁周较多浆细胞浸润，结合特殊染色，考虑肺淀粉样变可能性大。免疫组化：IgG（＋），IgG4（－），Kappa（＋），Lambda（＋），TTF-1（－）；特殊染色：弹性纤维（＋），刚果红（弱＋）。质谱分析淀粉样蛋白含有轻链 κ 肽段，伴淀粉样 P 物质及载脂蛋白 E 肽段。进一步完善血及尿免疫固定电泳、骨髓穿刺及活检、超声心动图、心肌酶谱均阴性。为进一步诊治于 2019 年 5 月就诊我院门诊。

其他病史：既往体健，否认吸烟史及特殊暴露史。

体格检查：体温正常，呼吸空气时 SpO_2 97%。双肺未及明显干湿啰音，心律齐，腹软无压痛，双下肢无水肿。

辅助检查

血常规、尿常规、肝肾功能、凝血功能正常范围；C 反应蛋白 2.49mg/L，红细胞沉降率（ESR）67mm/h，IgG 23.29g/L，IgA 11.2g/L，IgM 0.41g/L；IgG4 正常范围；血清蛋白电泳：Alb 43%，β_2 12.2%，γ 27.1%，A/G 0.8；血及尿免疫固定电泳阴性；血游离轻链：sFLC-κ 38.6 mg/L（参考范围 3.3 ~ 19.6mg/L），sFLC-λ 79.4mg/L（参考范围 5.7 ~ 26.3mg/L），κ/λ 0.486（参考范围 0.26 ~ 1.65）；尿 κ 112mg/L，尿 λ < 50mg/L；抗核抗体谱：ANA（＋）S 1∶1280，抗 SSA、抗 SSB、抗 Ro-52 抗体均强阳性；抗中性粒细胞胞质抗体、类风湿关节炎抗体谱均阴性。胸部 CT（图 18-1A ~ F）：双肺多发团片影，部分伴钙化，双肺多发薄壁透亮影，双侧胸膜多发局限性稍增厚。肺功能示孤立性弥散功能减低（DL_{CO} 占预计值 % 70.4%）。

诊　断

干燥综合征，继发性肺淀粉样变

治疗及随诊

2019 年 6 月起予泼尼松口服 50mg qd，环磷酰胺口服 50mg qd，雷公藤多苷口服 20mg bid，1 个月后泼尼松开始减量，每周减 5mg。至 2019 年 10 月减至 15mg qd，复查 IgG 12.08 g/L，IgA 5.14g/L，IgM 0.2g/L，ESR 18mm/h，血游离轻链：sFLC-κ 23.5 mg/L，sFLC-λ 33.0mg/L，κ/λ 0.712；胸部 CT 较前稳定。泼尼松逐渐减至 10mg qd 维持，至 2020 年 3 月停用环磷酰胺，继续口服雷公藤多苷，联合羟氯喹口服 0.2g bid。2022 年 7 月复查 IgG 16.57g/L，IgA 7.39g/L，ESR 26mm/h，复查胸部 CT 较前基本稳定，暂未调整治疗。2023 年 7 月复查 IgG、

IgA 大致同前，C 反应蛋白正常范围，ESR 34mm/h，血及尿免疫固定电泳阴性，血游离轻链：sFLC-κ 24.9mg/L，sFLC-λ 53.2mg/L，κ/λ 0.468；胸部 CT（图 18-1G）见右上肺新发结节，余病灶基本同前。患者无明显新发不适，选择暂维持原治疗方案，继续观察。2024 年 1 月复查血清学检查大致同前，胸部 CT（图 18-1H、I）示右上肺结节较前增大（其内见部分钙化）；建议患者行外科肺活检，但患者目前无明显不适，故拒绝；鉴于血清学指标以及肺内大部分病变相对平稳，暂继续停药观察，嘱其 4~6 个月后复查。

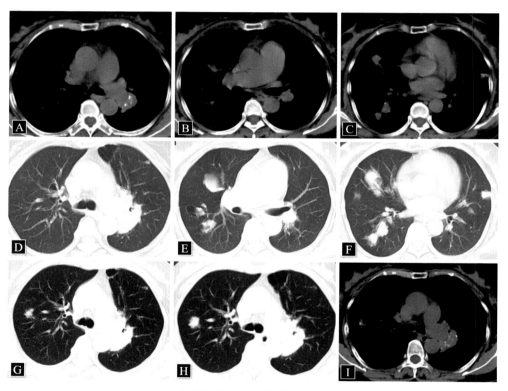

图18-1　患者胸部CT表现

注：A~F. 2019年，双肺多发团片影，部分伴钙化，双肺多发薄壁透亮影；G. 2023年7月，右上肺新发结节；H、I. 2024年1月，右上肺结节较前增大，其内可见钙化。

本例分析及文献复习

干燥综合征是一种以唾液腺、泪腺受累所致口干、眼干为突出表现的系统性自身免疫性疾病，血清学检查常见免疫球蛋白水平升高、抗核抗体阳性、抗SSA/SSB 抗体阳性，唇腺活检病理可见淋巴细胞浸润。干燥综合征可累及多脏器系统，包括肺、肾、皮肤、血液系统、神经系统等。患者发生恶性肿瘤的风险较普通人群升高，尤其非霍奇金淋巴瘤，以结外边缘区黏膜相关淋巴组织（MALT）淋巴瘤、弥漫大 B 细胞淋巴瘤最常见。干燥综合征呼吸系统受累时，主要表现为间质性肺疾病（常见类型为非特异性间质性肺炎、淋巴细胞性间质性肺炎、机化性肺炎等）、气道病变（包括细支气管炎、支气管扩张等）和淋巴增殖性疾病（如淋巴瘤），少见的表现包括肺淀粉样变、肺轻链沉积症、肺动脉高压等。

淀粉样变是由于自体蛋白错误折叠和细胞外沉积，表现为淀粉样物质的异常沉着，从而引起重要器官结构破坏和功能障碍的一种异质性病变。淀粉样蛋白的成分有多种，包括免疫球蛋白轻链、血清淀粉样 A 蛋白、转甲状腺素蛋白等。系统性淀粉样变可以累及肾脏、心脏、肝脏、皮肤、神经等多个器官。呼吸系统淀粉样变可以仅局限于呼吸系统，也可以是系统性淀粉样变的一部分，包括 3 种病变形式：结节状肺淀粉样变（常伴有囊性病变）、弥漫性肺泡间隔型淀粉样变（又称弥漫实质性淀粉样变，多为系统性轻链型淀粉样变累及肺部所致）和气管支气管型淀粉样变，三者可单独存在，亦可共存。继发性肺淀粉样变的常见病因有淋巴瘤（MALT 淋巴瘤多见）、自身免疫性疾病（主要为干燥综合征）。临床病程常隐匿起病、进展缓慢，早期可无明显临床症状，后期可出现咳嗽、气短、胸痛等，部分患者可出现咯血。确诊需要通过病理诊断，组织内淀粉样物质刚果红染色阳性，偏振光显微镜观察时呈红 - 绿双折射，进一步行免疫组化分析明确淀粉样蛋白类型，必要时可行质谱分析；另外，病理诊断时需警惕是否存在淋巴瘤。

肺淀粉样变的治疗原则为寻找并治疗原发病。对于本例患者,明确诊断干燥综合征多年,随访中双肺出现多发沿支气管血管束及胸膜下分布的实性结节,呈分叶状外观、边界清晰,部分结节内可见不规则钙化,伴双肺多发囊性病变,纵隔淋巴结无明显肿大。活检病理提示为肺淀粉样变,完善相关筛查未见其他脏器淀粉样变表现、无其他淀粉样变继发病因证据,考虑干燥综合征、继发性肺淀粉样变。针对原发病加用糖皮质激素及免疫抑制剂治疗后,肺部病变稳定,血清 IgG、IgA、游离轻链定量及 ESR 较前下降,考虑治疗有效。糖皮质激素减量、停用环磷酰胺后监测病情相对稳定,随访 2 ~ 3 年后逐渐出现血清免疫球蛋白及 ESR 升高、肺部新发结节,考虑可能为病情复发,亦需警惕新出现 MALT 淋巴瘤等恶性病变。若要进一步排除恶性病变,需要外科肺活检;但鉴于病情进展缓慢,患者无明显不适,且对外科手术活检存在顾虑,选择继续监测、随诊。

专家点评

肺淀粉样变是干燥综合征的少见并发症,其中部分患者可以合并淋巴瘤(尤其是 MALT 淋巴瘤)。肺淀粉样变的胸部 CT 主要表现为仅胸膜分布为著的不规则团块影,常有部分钙化;一般还可以出现肺内散在分布的多发囊泡影。对于干燥综合征患者出现肺淀粉样变时,需要警惕合并淋巴瘤的可能。一般合并淋巴瘤的患者,常出现淋巴细胞性间质性肺炎的肺内表现;还可以有低热、消瘦等全身表现。干燥综合征合并淀粉样变的患者,可以尝试糖皮质激素联合免疫抑制剂治疗。本例患者在接受治疗后血清学指标、大部分肺内病变稳定不进展,但近期在糖皮质激素减停、免疫抑制剂停用后出现逐渐增大的右上肺实性结节(部分钙化),需要警惕合并淋巴瘤的可能。但鉴于病灶进展缓慢、血清学指标平稳,结合患者意愿后暂未采取积极的有创检查、加强治疗;若在后续随诊中提示分布病变进一步进展、血清学指标恶化,建议外科肺活检或再次强化糖皮质激素和免疫抑制剂的治疗。

(陈茹萱　黄　慧)

参考文献

[1] RIEHANI A, SOUBANI A O. The spectrum of pulmonary amyloidosis [J]. Respir Med, 2023, 218: 107407.

[2] LEE A S, SCOFIELD R H, HAMMITT K M, et al. Consensus guidelines for evaluation and management of pulmonary disease in Sjögren's [J]. Chest, 2021, 159(2): 683-698.

[3] CHUNG A, WILGUS M L, FISHBEIN G, et al. Pulmonary and bronchiolar involvement in Sjogren's syndrome [J]. Semin Respir Crit Care Med, 2019, 40(2): 235-254.

[4] FLAMENT T, BIGOT A, CHAIGNE B, et al. Pulmonary manifestations of Sjögren's syndrome [J]. Eur Respir Rev, 2016, 25(140): 110-123.

[5] EGASHIRA R, KONDO T, HIRAI T, et al. CT Findings of thoracic manifestations of primary Sjögren syndrome: radiologic-pathologic correlation [J]. Radiographics, 2013, 33(7): 1933-1949.

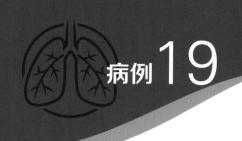

特发性
肺含铁血黄素沉着症

入院病史

患者，女性，11岁，因"乏力4年，咯血1年"就诊。

现病史：患者自2013年（7岁）起出现乏力、活动后加重，无咯血、喘憋、黑便、腹泻。就诊当地医院，查血常规提示"小细胞低色素性贫血"，血红蛋白最低为62g/L，予补充铁剂、输注红细胞治疗后症状好转。2016年（10岁）起出现咳嗽、咳棕褐色痰，偶有鲜红血丝，无发热、胸痛、喘憋，伴乏力逐渐加重。2017年6月起先后就诊多家医院，查血常规示血红蛋白64g/L，平均红细胞体积70fL，平均红细胞血红蛋白浓度268g/L；血涂片及贫血相关筛查符合缺铁性贫血；尿便常规、胃镜、结肠镜检查未见明显异常；胸部CT示双肺弥漫性磨玻璃影（图19-1A）。予补铁及输注红细胞治疗后血红蛋白升至83g/L。为进一步诊治于2017年10月就诊我院。

其他病史：足月顺产，生长发育与同龄儿相仿，无特殊暴露史。

体格检查：体温正常，自然状态下SpO₂ 96%。贫血貌，皮肤黏膜未见黄染、出血点。双肺呼吸音粗，未及明显干湿啰音，心律齐，腹软无压痛，双下肢无水肿。

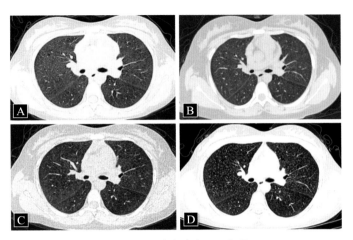

图19-1　患者胸部CT表现

注：A. 2017年10月，双肺弥漫磨玻璃影；B. 2018年3月，双肺磨玻璃影较前密度变淡、范围缩小，呈小叶中心性分布；C. 2021年11月，双肺弥漫小叶中心性磨玻璃结节较前有所加重；D. 2024年1月，肺部病变较前稳定，可见细小网格形成。

辅助检查

实验室检查：血常规：白细胞 7.36×10^9/L，血红蛋白 74g/L，血小板 570×10^9/L；尿便常规、肝肾功能、C反应蛋白、免疫球蛋白（G、A、M、E）定量、补体、凝血功能大致正常；抗核抗体谱、抗中性粒细胞胞质抗体、抗肾小球基底膜抗体、类风湿因子、狼疮抗凝物、抗磷脂抗体谱、Coombs试验均阴性，痰培养（细菌、真菌、分枝杆菌）阴性，痰细胞学见吞噬细胞胞质内较多棕黄色颗粒（含铁血黄素细胞）；肺功能示限制性通气功能障碍伴弥散功能减低：FEV_1/FVC 89.1%，FEV_1 1.60L（占预计值% 64.9%），FVC 1.79L（占预计值% 62.1%），TLC 2.68L（占预计值% 67.8%），DL_{CO} 占预计值% 46.6%。支气管镜检查：镜下未见显著异常，支气管肺泡灌洗液呈淡血性、颜色逐管加深，病原学检查为阴性，细胞学可见含铁血黄素细胞（图 19-2），普鲁士蓝染色阳性。

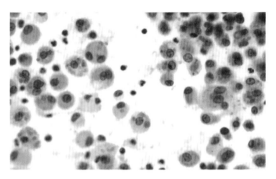

图19-2 支气管肺泡灌洗液细胞学检查

注：见含铁血黄素细胞普鲁士蓝染色（×400）。

诊　断

特发性肺含铁血黄素沉着症

治疗及随诊

2017年11月起予泼尼松口服60mg qd（患者体重50kg），1个月后每周减5mg，逐渐减至20mg qd。2018年3月复诊时患者咯血较前减少，晨起少量铁锈色痰，乏力好转，复查血红蛋白117g/L；胸部CT（图19-1B）示肺部磨玻璃影较前密度变淡、范围缩小，呈小叶中心性分布；肺功能示FEV_1/FVC 88.66%，FEV_1 1.85L（占预计值% 72.7%），FVC 2.09L（占预计值% 69.8%），TLC 2.97L（占预计值% 72.7%），DL_{CO}占预计值% 63%，较前改善。泼尼松20mg qd维持1个月后继续逐渐减量，患者症状相对稳定，间断有少量铁锈色痰。至2018年7月糖皮质激素停用，2018年8月复查血红蛋白88g/L，患者咯血略有增多，予泼尼松口服60mg qd，2周后开始逐渐减量，2018年11月复查血红蛋白正常范围，2019年7月复查血红蛋白、肺功能、胸部CT较前稳定，停用糖皮质激素。2021年11月患者咯血有所加重，就诊我科门诊，复查血红蛋白87g/L，C反应蛋白、抗核抗体谱、抗中性粒细胞胞质抗体阴性，胸部 CT 示双肺弥漫小叶中心性磨玻璃结节较前略加重（图 19-1C），考虑病情复发，予泼尼松口服 40mg qd，联合吗替麦考酚酯 0.75g bid，1 个月后复查血红蛋白正常，之后糖皮质激素逐渐减量至停用，予吗替麦考酚酯 0.75g bid 维持，随访至 2024 年 1 月患者病情稳定，胸部 CT（图 19-1D）示病变范围大致同前，可见细小网格影。

本例分析及文献复习

特发性肺含铁血黄素沉着症（IPH）是一种病因未明的弥漫性肺泡出血的罕见疾病，多见于 10 岁以下的儿童，约 1/5 的病例在青年时期诊断。IPH 的发病机制尚不明确，可能与免疫功能异常相关，遗传、发育、环境（如真菌或毒素暴露）、过敏（尤其牛奶过敏）等因素可能参与其中。基本病理改变为肺泡毛细血管反复破裂出血，肺泡腔内大量吞噬含铁血黄素的巨噬细胞（含铁血黄素细胞，亦可出现于间质内）及新鲜出血；反复出血可引起肺间质纤维化。

IPH 患者常见临床表现为咳嗽、咯血、活动后气短，以及缺铁性贫血相关表现，如乏力、心悸、面色苍白。可呈间歇性加重，每次加重可持续数天或数周，某些患者 2 次肺出血可间隔数年。轻症可无显著临床症状，重症可出现发绀、大咯血、呼吸衰竭，甚至危及生命。处于慢性期的患者可出现杵状指、肝脾大及右心功能不全相关表现。

IPH 的胸部影像学常见表现包括急性期的小叶中心性磨玻璃影和/或实变样改变，可呈斑片状分布、向心性分布、重力性分布或弥漫分布，高分辨率 CT 图像可出现小叶内间隔及小叶间隔增厚，部分病例呈铺路石样改变；慢性期可表现为磨玻璃影/实变影吸收或部分吸收，间质网格影更明显，后期可出现牵张性（细）支气管扩张、蜂窝影等肺间质纤维化改变。肺功能检查可表现为限制性通气功能障碍，肺出血急性期可能出现弥散功能升高，慢性期则可表现为弥散功能下降。

IPH 是原因不明的弥漫性肺泡出血，是一种排除性诊断，即需要除外其他原因引起的弥漫性肺泡出血，如系统性血管炎（包括 ANCA 相关性血管炎、白塞病、冷球蛋白血症等）、Goodpasture 综合征、结缔组织病（如系统性红斑狼疮）、动静脉畸形、肺静脉闭塞症、左心疾病、肺部感染等疾病。常用的辅助检查手段包括贫血相关血液检查（血常规、肝肾功能、凝血功能、网织红细胞分析、血涂片、铁 4 项等）、自身免疫性疾病相关筛查（抗核抗体谱、抗中性粒细胞胞质抗体谱、抗肾小球基底膜抗体等）、痰细胞学、支气管肺泡灌洗及灌洗液化验、胸部影像学（推荐使用高分辨率 CT）等，必要时行肺活检除外其他诊断。

IPH 的首选治疗方案为糖皮质激素（简称激素），根据患者病情的严重程度、进展速度等来决定激素起始剂量，包括冲击剂量［静脉甲泼尼龙 30mg/（kg·d），不超过 1g/d，连用 3 天］、静脉大剂量甲泼尼龙［2～4mg/（kg·d）］、口服泼尼松［0.5～1mg/（kg·d）］等方案，根据患者病情缓解情况评估减量时机及减量速度，部分患者在激素减量过程中可能出现病情反复。对于激素效果不佳或激素依赖的病例，建议加用免疫抑制剂，如环磷酰胺、吗替麦考酚酯、硫唑嘌呤、羟氯喹，也有静注人免疫球蛋白、利妥昔单抗、间充质干细胞移植成功治疗 IPH 的案例报道。

本例患者为青少年女性，以贫血表现及咯血起病，胸部 CT 及支气管肺泡灌洗检查结果符合弥漫性肺泡出血表现，完善相关筛查未见其他疾病证据，考虑 IPH 诊断可能性大。加用激素治疗后病情好转，支持 IPH 诊断。在激素减量过程中多次出现病情反复，遂加用吗替麦考酚酯；之后病情好转、激素逐渐减停。但最近的胸部 CT 出现肺小叶内间隔增厚后的网格影，不除外与反复发生的肺泡出血后的肺纤维化有关，建议密切随诊。

专家点评

特发性肺含铁血黄素沉着症（IPH）是一种病因未明的特征性表现为弥漫性肺泡出血的肺部少见疾病，病变一般仅局限于肺部。呼吸系统临床表现和胸部影像学与其他多种原因导致的弥漫性肺泡出血类似，特征性表现为隐匿性的致命性肺泡出血。以儿童、青少年多见，临床上咯血症状不明显（痰中带血或铁锈色痰），但常有明显的小细胞低色素性贫血（常为缺铁性贫血，对于好发人群不明原因的小细胞低色素性贫血需要警惕 IPH 的可能），胸部 CT 提示双肺弥漫性、小叶中心性磨玻璃结节影，急性加重期可以有大片磨玻璃影或斑片实变影，反复发生肺出血者后期可以出现弥漫性网格影等纤维化的表现。一般无明确的风湿免疫病相关的特征性自身抗体阳性，部分可出现低效价抗核抗体阳性。支气管肺泡灌洗液（BALF）有特征性表现：逐渐加深的血性 BALF，细胞学分析可见大量含铁血黄素细胞；无明确的病原学、瘤细胞。大多数 IPH 患者对激素反应良好，但部分患者在激素减停中复发：此时建议加大激素用量同时加用免疫抑制剂（考虑到环磷酰胺的生殖毒性，吗替麦考酚酯常用作诱导一线免疫抑制剂），仍有少部分加用免疫抑制剂的患者会在激素减停时复发，此时可以尝试利妥昔单抗或联合免疫抑制剂治疗（≥ 2 种免疫抑制剂）。对于少部分误诊或漏诊的患者，可能出现铁负荷过重后的肝脾大甚至肝硬化等表现；大部分患者若早期诊断、早期合理治疗，则预后良好。

（陈茹萱　黄　慧）

参考文献

[1] SAHA B K. Idiopathic pulmonary hemosiderosis: a state of the art review [J]. Respir Med, 2021, 176: 106234.

[2] SAHA B K, MILMAN N T. Idiopathic pulmonary hemosiderosis: a review of the treatments used during the past 30 years and future directions [J]. Clin Rheumatol, 2021, 40(7): 2547-2557.

[3] SAHA B K, BONNIER A, SAHA S, et al. The spectrum of autoantibodies in adult patients with idiopathic pulmonary hemosiderosis: a brief review of the literature [J]. Cureus, 2022, 14(4): e24169.

[4] SAHA B K, CHONG W H, SAHA S, et al. Proposed pathogenesis of diffuse alveolar hemorrhage in idiopathic pulmonary hemosiderosis [J]. Lung, 2022, 200(2): 205-215.

[5] TERHEGGEN-LAGRO S W J, HAARMAN E G, RUTJES N W, et al. Rituximab in idiopathic pulmonary hemosiderosis in children: a novel and less toxic treatment option [J]. Pharmaceuticals (Basel), 2022, 15(12): 1549.

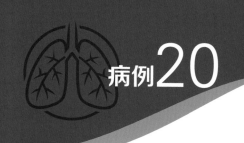

病例**20**

肺淋巴管肌瘤病合并肺泡出血

入院病史

　　患者，女性，30岁，因"间断咳嗽、咯血、胸闷7个月"就诊。

　　现病史：患者自2011起3月起间断出现咳嗽、胸闷，多于运动后出现，干咳为主，间断有咳少量鲜血痰，无发热、胸痛。外院查X线胸片提示"双肺纹理增粗"，予经验性抗感染治疗1周左右症状可缓解，仍间断发作。2011年8月就诊外院，查胸部CT（图20-1A、B）示双肺多发小囊状影，多发淡片磨玻璃影。肺功能示孤立性弥散功能减低（DL_{CO}占预计值% 58.3%）。为进一步诊治于2011年9月收入我院。

　　其他病史：既往体健，否认吸烟史及特殊暴露史。

　　体格检查：体温正常，呼吸空气时SpO_2 98%。贫血貌，周身未见皮疹。双肺未及明显干湿啰音，心律齐，腹软无压痛，双下肢无水肿。

辅助检查

　　血常规：白细胞4.53×10^9/L，血红蛋白76g/L，平均红细胞体积62.5fl，平均红细胞血红蛋白浓度295g/L，血小板312×10^9/L；尿便常规、肝肾功能、凝血功能正常范围；C反应蛋白0.1mg/L，红细胞沉降率6mm/h；免疫球蛋白定量、补体、类风湿因子正常范围；铁4项：血清铁15.2μg/dl，总铁蛋白结合力

360μg/dl，转铁蛋白饱和度 4.2%，铁蛋白 21ng/ml；叶酸、维生素 B_{12} 正常范围；抗核抗体谱、抗中性粒细胞胞质抗体均阴性。腹盆 CT 平扫：示左肾上腺腺瘤可能，经评估为无功能腺瘤可能性大。头颅 MRI：未见明显异常。支气管镜检查：镜下所见大致正常，于右肺中叶及左肺上叶舌段分别行支气管肺泡灌洗，均回收暗红色血性液体，病原学检查为阴性，细胞学可见吞噬含铁血黄素的巨噬细胞，未见瘤细胞。考虑肺泡出血原因不明，予积极纠正贫血后行胸腔镜肺活检，病理回报：符合淋巴管肌瘤病，部分肺泡腔内可见红细胞及吞噬含铁血黄素的巨噬细胞聚集。

诊　断

肺淋巴管肌瘤病合并肺泡出血

治疗及随诊

患者术后恢复良好，无明显咯血、胸闷发作，每 1~2 年复查胸部 CT（图 20-1C、D），可见肺部多发囊状影较前缓慢增多、增大。至 2018 年 9 月患者出现轻度活动后气短，无咯血、发热，复查胸部 CT（图 20-1E、F）新见左侧少量胸腔积液；腹部 CT 可见主动脉旁多发结节及囊性密度影、部分融合，考虑腹膜后淋巴管肌瘤可能；肺功能：孤立性弥散功能减低（DL_{CO} 占预计值 % 39.4%），FEV_1 2.46L/87.1%（2017 年为 2.58L/90.5%）。2018 年 10 月起加用西罗莫司口服 1mg qd，建议低脂饮食、中链甘油三酯（MCT）饮食。至 2022 年 10 月随访，复查胸部 CT（图 20-1G、H）见肺部病变仍有缓慢进展。

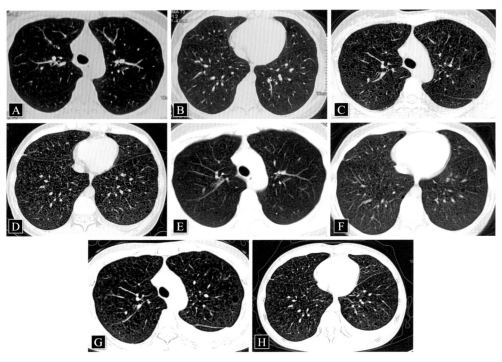

图20-1　患者胸部CT表现

注：A、B. 2011年，双肺多发微小薄壁透亮影，多发淡片磨玻璃影；C、D. 2014年，双肺多发薄壁透亮影较前增多、增大；E、F. 2018年，双肺多发囊状影较前增多、增大，新见左侧胸腔积液；G、H. 2022年，双肺多发囊状影较前进一步增多、增大，左侧胸腔积液较前增多。

本例分析及文献复习

淋巴管肌瘤病（LAM），又称淋巴管平滑肌瘤病，主要发生于育龄期女性，是一种以双肺弥漫性囊性变为主要特征的、罕见的多系统低度恶性肿瘤，肺外表现包括肾血管平滑肌脂肪瘤（AML）及腹膜后实性或囊实性淋巴管肌瘤（又称淋巴管平滑肌瘤）。LAM 分为两大类，即无遗传背景的散发型 LAM（S-LAM）和结节性硬化症（TSC）相关的 LAM（TSC-LAM）（属于遗传病），后者具有 TSC 其他多系统的特征，主要包括神经系统改变（癫痫、神经发育迟缓等）和皮肤改变（色素脱色斑、面部血管纤维瘤、皮肤鲨革斑和甲周纤维瘤）等。

LAM 累及肺可导致肺功能逐渐下降、进行性加重的呼吸困难，并可反复发生气胸、乳糜胸等并发症。LAM 患者胸部高分辨率 CT 的主要表现为双肺弥漫性薄壁囊性改变，逐渐增多、增大，需要与其他常见的弥漫性囊性肺疾病鉴别，包括肺朗格汉斯细胞组织细胞增生症、Birt-Hogg-Dubé 综合征、干燥综合征、淋巴细胞间质性肺炎、淀粉样变、小叶中心性肺气肿、肺部转移癌等。肺部病理标本的采集途径主要包括经支气管镜肺活检及胸腔镜下肺活检。LAM 的肺部病理特征为多发含气囊腔和异常增生的平滑肌样细胞（又称 LAM 细胞），免疫组织化学染色显示抗平滑肌肌动蛋白抗体和黑色素瘤相关抗原 HMB45 阳性，雌激素和孕激素受体常阳性。

对于符合 LAM 临床和影像特征的患者，出现以下一项或多项特征即可确诊 LAM：TSC、肾 AML、血清血管内皮生长因子 -D（VEGF-D）≥ 800ng/L、乳糜胸或乳糜性腹水、淋巴管肌瘤、在浆膜腔积液或淋巴结中发现 LAM 细胞或 LAM 细胞簇或组织病理证实为 LAM（肺、腹膜后或盆腔肿瘤）。本例患者胸部影像表现及肺活检病理均符合 LAM，病程后期出现腹膜后囊实性病变及左侧胸腔积液，考虑 LAM 诊断明确。

部分 LAM 患者可出现咯血，可能的机制为血管壁平滑肌细胞异常增生。需要鉴别诊断的病因包括合并肺栓塞、肺水肿、凝血功能异常、感染、血管炎、结缔组织病等。本例患者咯血发作期胸部 CT 可见双肺弥漫磨玻璃影，并发缺铁性贫血，且支气管肺泡灌洗液符合肺泡出血表现，结合肺活检病理表现，考虑合并弥漫性肺泡出血 / 肺含铁血黄素沉着症，经筛查无其他明确继发病因提示。

TSC1/TSC2 基因突变是 LAM 发病的关键机制，针对此发病机制研发了第一个治疗 LAM 的靶向治疗药物西罗莫司（又称雷帕霉素）。临床试验表明，西罗莫司可维持 LAM 患者的肺功能、改善生活质量、减轻乳糜胸、减少肾 AML 的体积及降低血清生物标志物 VEGF-D 的水平。在确诊 LAM 后，出现以下情况之一者需要使用西罗莫司：①肺功能下降（FEV_1 占预计值 % ＜ 70%）。②肺功

能下降速度过快（FEV$_1$年下降速度≥90ml）。③出现有症状的乳糜胸或乳糜性腹水。④出现肾AML或腹膜后和盆腔淋巴管肌瘤（最大单一肿瘤直径≥3cm）。⑤TSC相关LAM。本例患者在随访至2018年时FEV$_1$年下降速度为120ml，伴新发胸腔积液及腹膜后淋巴管肌瘤，遂加用西罗莫司治疗，并强化饮食控制（无脂或低脂饮食或用中链脂肪酸替代）。患者对西罗莫司耐受良好，但仍未阻断病情进展：2022年的胸部CT提示肺内病变进一步进展。对于有呼吸困难症状的LAM患者，可加用吸入性支气管扩张剂，并开展针对性的个体化肺康复计划。对于终末期患者，可以考虑双肺移植。

专家点评

肺淋巴管肌瘤病（LAM）是罕见病，却是育龄期女性弥漫性囊性肺疾病中的常见病因。患者的肺囊泡大小相对均一，双肺及不同肺野内分布均匀，部分患者还会出现乳糜胸。肺LAM合并肺泡出血的病例不多见，发病机制尚未明确，可能与肺泡毛细血管内LAM细胞异常增生有关。西罗莫司等mTOR抑制剂可以延缓肺功能恶化。本例患者病初经支气管镜检查和外科肺活检证实存在LAM和肺泡出血，在出现肺病变进展后虽加用西罗莫司治疗，但仍未能阻断肺LAM的病程。

（陈茹萱　黄　慧）

参考文献

[1] MCCORMACK F X, GUPTA N, FINLAY G R, et al. Official American thoracic Society/ Japanese respiratory Society clinical practice guidelines: lymphangioleiomyomatosis diagnosis and management [J]. Am J Respir Crit Care Med, 2016, 194(6): 748-761.

[2] GUPTA N, VASSALLO R, WIKENHEISER-BROKAMP K A, et al. Diffuse cystic lung disease. Part Ⅰ [J]. Am J Respir Crit Care Med, 2015, 191(12): 1354-1366.

[3] LIU H J, KRYMSKAYA V P, HENSKE E P. Immunotherapy for lymphangioleiomyomatosis and tuberous sclerosis: progress and future directions [J]. Chest, 2019, 156(6): 1062-1067.

[4] 中华医学会呼吸病学分会间质性肺疾病学组，淋巴管肌瘤病共识专家组，中国医学科学院罕见病研究中心，等. 西罗莫司治疗淋巴管肌瘤病专家共识（2018）[J]. 中华结核和呼吸杂志，2019，42（2）：92-97.

[5] FESENKO O, SHWAIKO S, SHEYKH Z. Case of lymphangioleiomyomatosis complicated by severe alveolar hemorrhagic syndrome [J]. Eur Respir J, 2018: PA3033.

[6] KOBYLIANSKII J, HUTCHINSON-JAFFE A, CABANERO M, et al. Pathologically confirmed diffuse alveolar haemorrhage in lymphangioleiomyomatosis [J]. BMJ Case Rep, 2021, 14(11): e238713.

缩略语表

英文缩略语	英文全称	中文全称
AD	airway disease	气道病变
ADA	adalimumab	阿达木单抗
AE	acute exacerbation	急性加重
AML	angiomyolipoma	血管平滑肌脂肪瘤
ANA	antinuclear antibody	抗核抗体
ANCA	anti-neutrophil cytoplasmic autoantibodies	抗中性粒细胞胞质抗体
aPAP	autoimmune pulmonary alveolar proteinosis	自身免疫性肺泡蛋白沉积症
ASS	antisynthetase syndrome	抗合成酶抗体综合征
AZA	azathioprine	硫唑嘌呤
BALF	bronchoalveolar lavage fluid	支气管肺泡灌洗液
CADM	clinically amyopathic dermatomyositis	临床无肌病皮肌炎
CCP	cyclic citrullinated peptide	环瓜氨酸肽
CIP	checkpoint inhibitor pneumonitis	免疫检查点抑制剂相关肺炎
COP	cryptogenic organizing pneumonia	隐源性机化性肺炎
CTD	connective tissue disease	结缔组织病
CYC	cyclophosphamide	环磷酰胺
DAD	diffuse alveolar damage	弥漫性肺泡损伤
DL_{CO}	diffusion capacity of carbon monoxide	一氧化碳弥散量
DMARDs	disease-modifying antirheumatic drugs	改善病情抗风湿药
FEV_1	forced expiratory volume in one second	第1秒用力呼气容积
FVC	forced vital capacity	用力肺活量
GM-CSF	granulocyte-macrophage colony-stimulating factor	粒细胞–巨噬细胞集落刺激因子
HRCT	high resolution CT	高分辨率CT
ICIs	immune checkpoint inhibitors	免疫检查点抑制剂
IFX	infliximab	英夫利昔单抗
IIM	idiopathic inflammatory myopathy	特发性炎性肌病
IIP	idiopathic interstitial pneumonia	特发性间质性肺炎

续表

英文缩略语	英文全称	中文全称
IPAF	interstitial pneumonia with autoimmune features	具有自身免疫特征的间质性肺炎
iPAP	idiopathic pulmonary alveolar proteinosis	特发性肺泡蛋白沉积症
IPF	idiopathic pulmonary fibrosis	特发性肺纤维化
IPH	idiopathic pulmonary hemosiderosis	特发性肺含铁血黄素沉着症
irAEs	immune-related adverse events	免疫治疗相关不良反应
LAM	lymphangioleiomyomatosis	淋巴管肌瘤病
LC	lung cancer	肺癌
LCH	Langerhans cell histiocytosis	朗格汉斯细胞组织细胞增生症
LIP	lymphoid interstitial pneumonia	淋巴细胞性间质性肺炎
MALT	mucosa-associated lymphoid tissue	黏膜相关淋巴组织
MDA5	melanoma differentiation-associated gene 5	黑色素瘤分化相关基因5
MMF	mycophenolate mofetil	吗替麦考酚酯
MPA	microscopic polyangitis	显微镜下多血管炎
MTX	methotrexate	甲氨蝶呤
NSIP	non-specific interstitial pneumonia	非特异性间质性肺炎
OP	organizing pneumonia	机化性肺炎
PAH	pulmonary arterial hypertension	肺动脉高压
PAP	pulmonary alveolar proteinosis	肺泡蛋白沉积症
PCP	pneumocystis pneumonia	肺孢子菌肺炎
PPF	progressive pulmonary fibrosis	进展性肺纤维化
PPFE	pleuroparenchymal fibroelastosis	胸膜肺弹性纤维增生症
RA	rheumatoid arthritis	类风湿关节炎
RF	rheumatoid factor	类风湿因子
RP-ILD	rapidly progressive interstitial lung disease	快速进展的间质性肺疾病
RTX-ILD	rituximab-induced interstitial lung disease	利妥昔单抗相关间质性肺疾病
SpO$_2$	percutaneous arterial oxygen saturation	经皮动脉血氧饱和度
SSc	systemic sclerosis	系统性硬化症

续表

英文缩略语	英文全称	中文全称
TBLB	transbronchial lung biopsy	经支气管镜肺活检
TNF	tumor necrosis factor	肿瘤坏死因子
TSC	tuberous sclerosis complex	结节性硬化症
UIP	usual interstitial pneumonia	普通型间质性肺炎
VEGF	vascular endothelial growth factor	血管内皮生长因子
WLL	whole-lung lavage	全肺灌洗